NOUVELLES RECHERCHES

SUR LE

Traitement de la Tuberculose

PAR LA PARATOXINE

BASÉ SUR

L'Action Antitoxique du Foie

PAR

E. GÉRARD & G. LEMOINE

Professeur de Pharmacie
et de Pharmacologie
A l'Université de Lille.

Professeur
de Clinique Médicale

PARIS

VIGOT FRÈRES, ÉDITEURS

23, PLACE DE L'ÉCOLE-DE-MÉDECINE

—

1909

NOUVELLES RECHERCHES

Traitement de la Tuberculose

SUR LE

Traitement de la Tuberculose

PAR LA PARATOXINE

BASÉ SUR

L'Action Antitoxique du Foie

PAR

E. GÉRARD & **G. LEMOINE**

Professeur de Pharmacie
et de Pharmacologie

Professeur
de Clinique Médicale

A l'Université de Lille.

PARIS

VIGOT FRÈRES, ÉDITEURS

23, PLACE DE L'ÉCOLE-DE-MÉDECINE

1909

PRÉFACE

Dans un premier travail, paru en 1907, et relatant nos premières recherches entreprises dans le traitement de la tuberculose par les extraits éthérés de bile, nous déclarions que ce n'était pas sans hésitation ni même sans quelque scepticisme que nous indiquions les bons résultats obtenus. Nous demandions alors que l'on ne porte pas un jugement trop rapide sur notre méthode ; que l'on ne nous fasse pas dire plus que nous n'avancions et qu'on veuille bien étudier l'action de la paratoxine.

Les résultats thérapeutiques, fournis par les extraits éthérés de bile formés en majeure partie de composés lipoïdes, démontrent nettement l'action antitoxique de ces composés.

Nous croyons que nous sommes autorisés à dire que nous avons été, peut-être, les premiers à considérer les lipoïdes des tissus et liquides de l'économie comme les produits de défense contre les infections. Ce rôle, que nous avons désigné sous le nom d' « autoprotection », semble être bien reconnu à la suite des travaux parus surtout à l'étranger. Parmi ceux-ci, qu'il nous suffise de citer le mémoire si documenté de K. Landsteiner et Ehrlich sur l'action bactéricide des lipoïdes et celui de Raubitschef et Rüss sur le pouvoir bactéricide de la pyocyanase constitué par des lipoïdes.

Nous avons appelé également l'attention sur la facilité avec laquelle les extraits éthérés de bile, la paratoxine, donnaient avec les liquides aqueux des solutions colloïdales et que cet état colloïdal, auquel on attribue la formation des précipitines, des hémolysines, etc., contribuait très vraisemblablement à son activité.

Nous étions donc en droit de penser que les produits anti-toxiques sécrétés par le foie, dont le rôle en pathologie générale est bien connu, pouvaient être utilisés contre l'infection tuberculeuse. Il est bon que nous rappelions maintenant les conclusions de notre premier travail sur les résultats cliniques donnés par la paratoxine.

La paratoxine, disions-nous, employée seule, sans autre adjuvant qu'une bonne hygiène, permet souvent d'obtenir une amélioration considérable des malades atteints de tuberculose au début et à la seconde période et les conduit peu à peu à la cicatrisation de leurs lésions.

Or, depuis bientôt deux ans, nombre de nos confrères ont expérimenté notre méthode et ont essayé de vérifier par eux-mêmes la sincérité de nos affirmations. Les observations que nous avons pu recueillir sont nombreuses, nous relatons seulement quelques-unes de celles qui offrent quelque particularité intéressante. On pourra se convaincre aiusi qu'il nous est permis plus encore de persister dans les conclusions que nous formulions naguère.

Professeurs E. GÉRARD et G. LEMOINE

(de Lille.)

NOUVELLES RECHERCHES

SUR LE

Traitement de la Tuberculose

PAR LA PARATOXINE

Basé sur l'action antitoxique du Foie

L'idée qui a présidé à ce travail et qui a dirigé les recherches ayant abouti elles-mêmes aux expériences et aux résultats que nous allons exposer, est celle-ci : *le foie est le défenseur de l'économie contre les infections et les intoxications.* On sait qu'il emmagasine les poisons minéraux et qu'il cherche à empêcher leur diffusion rapide ; on sait aussi, comme la démonstration en a été faite par Roger, qu'il remplit un rôle du même genre vis-à-vis des toxines issues des maladies infectieuses, et vis-à-vis des microbes eux-mêmes. En tout cas, un fait qui semble bien le démontrer cliniquement, c'est que les maladies infectieuses sont, en général, moins graves chez les sujets dont le foie est absolument sain, et fonctionne normalement.

Sans vouloir nous appesantir sur cette démonstration, il nous est permis de faire remarquer que les maladies infectieuses ont une évolution beaucoup plus normale et bénigne chez les enfants, dont le foie est en parfait état, que chez les adultes, chez lesquels il est toujours plus ou moins touché par les maladies antérieures et les mauvaises habitudes hygiéniques. Inversement, les infections sont toujours beaucoup plus graves chez les sujets dont le foie est le siège d'une véritable lésion pathologique, cirrhoses diverses, dégénérescence graisseuse, diabète, etc.

Il est inutile d'insister sur l'importance de l'intégrité hépatique dans ses rapports avec le pronostic des maladies. Tout le monde est d'accord là-dessus aujourd'hui. Mais par quels mécanismes le foie protège-t-il l'organisme ?

Très vraisemblablement, il en existe plusieurs : d'abord, le foie sert à élaborer et à faciliter l'élimination de nombreux produits de désassimilation ; en second lieu, il retient et ne laisse passer que peu à peu les poisons dont une invasion trop brusque dans l'économie pourrait amener des accidents graves ; enfin, il fournit des sécrétions dont l'une au moins, la bile, possède manifestement des propriétés antiputrides et antiseptiques. Le foie est également un organe où s'élaborent des antitoxines, véritables antidotes qui servent à neutraliser les effets de toxines d'origines diverses. On en trouve la preuve dans une expérience faite par Phisalyx, en 1897, et où cet auteur démontra que la bile et les acides biliaires exerçaient, vis-à-vis du venin des vipères, une neutralisation chimique, et que la cholestérine, en particulier, se conduisait comme une substance antitoxique à l'égard de ce venin. Cette expérience, dont l'importance échappa à tout le monde à cette époque et peut-être même à son auteur, fut, nous l'avons déjà dit, le point de départ de nos travaux.

Les auteurs démontrent que dans le foie la cholestérine n'existe pas seule ; mais, qu'à côté d'elle, il se trouve toute une série de composés cholestériques (éther cholestérique, oxycholestérine) maintenus à l'état colloïdal grâce aux phosphatides. Nous nous sommes demandés si ces différents produits ne possédaient pas une action antitoxique contre les toxines provenant de maladies infectieuses.

Nous avons fait porter nos expériences sur la tuberculose et nous l'avons choisie parce que c'est une maladie à évolution lente, en général, dans laquelle les toxines provenant du bacille de Koch paraissent jouer un rôle plus important que le bacille lui-même et qui est d'autant plus grave que le foie du sujet est en moins bon état. (Tuberculose des alcooliques, des diabétiques, des femmes enceintes.)

Des tâtonnements qui ont duré plusieurs années ont marqué le début de nos expériences ; il y aura bientôt dix ans que l'un de nous a démontré que la cholestérine existait même dans les cryptogames et aussi dans certaines espèces microbiennes, donnant ainsi la preuve que ce produit existe avec une constance remarquable, non seulement chez les animaux, mais aussi dans toutes les cellules végétales [1].

---

1. — Cf. Gérard.

A l'heure actuelle, le rôle de la cholestérine dans l'économie est très imparfaitement connu, et il en est de même de son origine, bien que certains auteurs la considèrent comme un produit de désassimilation résultant du métabolisme des matières albuminoïdes. Quoi qu'il en soit, nos expériences ont acquis peu à peu une précision de plus en plus grande, et nous allons exposer succinctement celles qui ont servi de bases définitives à nos recherches cliniques.

En traitant des mélanges de bile par divers procédés et des dissolvants, en particulier par l'éther de pétrole, nous sommes arrivés à faire des préparations complètement privées de pigments biliaires. Nous avons donné à ces préparations le nom de Paratoxine, pour simplifier leur désignation.

Cette paratoxine, mise en présence d'une solution de tuberculine glycérinée à 1 pour 100 avec addition de sérum du sang normal, provoque une atténuation considérable de la cuti-réaction effectuée par le mélange de tuberculine et de paratoxine. Cette dernière agit donc bien comme antitoxique vis-à-vis de la tuberculine [1].

Les heureux résultats que nous a donnés la paratoxine dans le traitement de la tuberculose sont indéniables. On pourra s'en rendre compte par l'exposé des observations relatées plus loin.

---

1. — *Société médicale des hôpitaux.* G. Lemoine et E. Gérard, février 1909.

CHAPITRE PREMIER

ÉTUDE CLINIQUE DU TRAITEMENT
DE LA TUBERCULOSE PAR LA PARATOXINE

A la suite de nombreuses expérimentations faites avec la paratoxine, il y a plusieurs années, sur des séries de cobayes rendus
tuberculeux, et après nous être assurés que ce produit était dé-
pourvu de toute nocivité, nous avons entrepris des recherches sur
l'homme atteint de tuberculose pulmonaire.

Nous nous sommes tout d'abord adressés à des tuberculeux
hospitalisés, c'est-à-dire arrivés à la troisième période de la
maladie, amaigris, sans forces, toussant et crachant sans cesse
abondamment, malades à fièvre hectique, se plaignant le plus
souvent de sueurs profuses et d'une anorexie complète.

Encouragés par les résultats obtenus, résultats incomplets il est
vrai, et portant seulement sur quelques symptômes, nous avons
étendu notre mode de traitement aux tuberculeux de la consultation externe de l'hôpital Saint-Sauveur.

Ces malades restant dans leurs conditions de vie ordinaire, nous
les avons priés de continuer leur travail comme par le passé et
dans la limite du possible. En un mot, nous avons tenu à ce qu'ils
ne changent rien à leur mode de faire habituel ; de plus nous leur
avons demandé de ne suivre aucune autre médication.

Les résultats acquis chez ces malades de la consultation externe
ont été nettement supérieurs à ceux que nous avions observés
chez les tuberculeux hospitalisés, et cela particulièrement chez les
tuberculeux de la seconde et de la première périodes. Il n'y avait
donc plus de doute possible, la paratoxine agissait et provoquait,
à elle seule, une amélioration parfois considérable de l'état
général et de l'état local.

Notre opinion s'étant ainsi fortifiée par des faits indéniables,
pour étendre encore notre champ d'expérimentations, nous
avons prié quelques-uns de nos élèves d'ouvrir des consultations
gratuites et de traiter par la paratoxine tous les tuberculeux
qui se présenteraient à eux. Au bout de quelque temps, nous

avons eu la satisfaction d'apprendre que les conclusions tirées de leurs observations étaient semblables aux nôtres.

Il y a actuellement un an que nous avons fait connaître au public médical les recherches dont nous venons de parler, et déjà, à la suite de nos communications, bien des médecins nous ont suivi, si bien qu'à l'heure actuelle, comme le dit le Dr Hervé, « la paratoxine est entrée dans le domaine de la thérapeutique ».

Avant d'entreprendre l'étude clinique proprement dite de la paratoxine, et de faire la critique de nos observations, de celles de nos élèves et de celles de nombreux médecins qui ont bien voulu expérimenter cette méthode de traitement, nous croyons devoir signaler rapidement les publications déjà parues à ce sujet dans les diverses sociétés ou journaux scientifiques.

Les premiers résultats cliniques ont été signalés par l'un de nous à l'*Académie de Médecine* [1]; ils ont été plus longuement étudiés dans un opuscule paru la même année [2].

En décembre 1907, dans la *Tribune médicale*, paraissait un article à ce sujet.

On voit ensuite [3] le Dr Lourties, médecin en chef des Mines de Courrières, publier dans le *Journal des Praticiens* les résultats surprenants obtenus chez une vingtaine de malades tuberculeux traités uniquement par les injections de paratoxine.

Peu de temps après [4], M. Iscovesco, à la *Société de Biologie*, dans une communication sur la « cholestérine en thérapeutique » montrait que la cholestérine avait une action évidente sur la tuberculose pulmonaire.

Ensuite [5], le Dr Vandeputte apportait à la *Société de thérapeutique* ses observations personnelles portant sur 102 cas de tuberculose pulmonaire traités par la seule paratoxine, et ses conclusions étaient favorables à cette méthode.

Dans les *Annales de laryngologie de Bordeaux* [6], le Dr Valentin publie une observation très intéressante de lupus du nez rapidement guéri par la paratoxine.

---

1. — Pr Lemoine. Séance du 8 octobre 1907. Sur un nouveau traitement de la tuberculose basé sur l'action antitoxique du foie.

2. — Traitement de la tuberculose par la paratoxine, basé sur l'action antitoxique du foie, par les P[rs] Gérard et Lemoine. (Vigot, éditeur, 1907.)

3. — Dr Lourties. *Journal des Praticiens*, 29 février 1908.

4. — Iscovesco, *Société de Biologie*, 7 mars 1908.

5. — Dr Vandeputte, *Société de Thérapeutique*, 11 mars 1908.

6. — Dr Valentin, *Annales de Laryngologie de Bordeaux*, 1908.

Le 4 septembre 1908, le Dr Caudron[1] fait au Congrès des médecins de Genève une communication importante où il montre que la paratoxine guérit non seulement la tuberculose pulmonaire à la première et à la seconde périodes, mais qu'elle est capable de provoquer la guérison à la troisième période de la maladie ; il montre de plus que la laryngite tuberculeuse est rapidement améliorée par les injections intralaryngées de paratoxine, et qu'en très peu de temps la paratoxine peut juguler l'entérite tuberculeuse avec selles profuses.

En septembre 1908[2] un médecin militaire, le Dr Vidal, de Valence, publie cinq observations de tuberculose pulmonaire aux diverses périodes de la maladie, où très rapides furent l'amélioration et même la guérison, grâce au traitement par la paratoxine. Il donne en outre une observation d'entérite tuberculeuse avec péritonite singulièrement vite améliorée par l'ingestion de pilules de paratoxine.

Dans les *Annales médico-chirurgicales du Centre*[3] le Dr Hervé directeur du Sanatorium de la Motte-Beuvron, n'est pas moins élogieux pour cette médication ; il cite de nombreux cas de guérisons et insiste surtout sur l'efficacité des injections intralaryngées, non seulement dans les cas de tuberculose du larynx, mais encore dans le traitement des tuberculoses pulmonaires non compliquées de laryngite bacillaire.

Le 26 octobre dernier[4], le Dr Cav. Uff. Giovanni Targhetta, membre de la Société royale d'hygiène de Turin, fait une communication sur l'efficacité de la paratoxine dans le traitement de la tuberculose pulmonaire et laryngée, au XVIIIe Congrès de la Société italienne de médecine interne à Rome. Ses observations personnelles lui permettent d'affirmer que la paratoxine a une action incontestable sur la tuberculose pulmonaire qu'elle arrête dans son évolution, et qu'elle s'est montrée efficace dans plusieurs cas de tuberculose laryngée.

Le Dr Voet, de Peruwelz (Belgique), dans le *Scalpel*, et le

---

1. — Dr Caudron, *Congrès des Médecins français de Genève*, 4 septembre 1908.
2. — Dr Vidal, *Société Médicale de la Drôme*, 7 septembre 1908.
3. — Dr Hervé. *Annales médico-chirurgicales du Centre*, 20 septembre 1908.
4. — *Sull' efficacia della paratossina Gerard Lemoine nella cura della tuberculosi pulmonare laringea. Communicazione fatta al XVIII Congresso della Societa Italiana di medicina Interna tenutosi in Roma* 26 ottobre 1908 *Dal Doctor Car. Uff Giovanni Targhetta membra della R. Società d'Igiene di Torino.* Traduit *in Revue Moderne*. N[os] de février, mars, avril 1909.

Dr Bailly, de Neuville-Saint-Waast, dans le *Nord médical*, en 1909, apportent une série de faits concluants.

A citer également l'intéressant rapport du Dr Clemente Ferreira, de Saint-Paul (Brésil) sur l'emploi de la paratoxine dans ses dispensaires.

Nous ne parlons pas ici des nombreux travaux de biologie et de bactériologie produits depuis deux ans sur cette question, cette brochure devant conserver un caractère purement clinique.

Les observations que nous publions dans ce mémoire reconnaissent des sources différentes. Les unes nous sont personnelles, les autres ont trait à des malades que nous avons soignés avec des médecins de la région du Nord, les autres nous ont été obligeamment fournies par des médecins qui s'étaient intéressés à nos recherches ou qui ont bien voulu expérimenter notre méthode sur des indications que nous leur avons fournies.

Ce mémoire ayant pour objet en quelque sorte la mise au point, après deux années de larges expérimentations cliniques de notre méthode de traitement de la tuberculose par les extraits biliaires, nous nous efforcerons de le baser beaucoup plus sur les recherches faites complètement en dehors de nous, que sur nos observations personnelles.

Nous ne citerons de ces dernières que le strict nécessaire, préférant publier celles qui nous sont totalement étrangères et nous dégager ainsi de toute appréciation subjective.

Dans cette étude nous cherchons simplement à montrer quelles sont les modifications apportées par la paratoxine à l'évolution de la tuberculose.

Nous n'avons pas l'intention, dans un court mémoire, de rapporter toutes les observations que nous possédons, elles seraient trop nombreuses et leur énumération trop fastidieuse ; nous nous contenterons simplement de signaler celles qui nous ont paru offrir quelque particularité intéressante.

La paratoxine a été essayée dans le traitement de la tuberculose pulmonaire, de la laryngite bacillaire, de l'entérite tuberculeuse, de la péritonite tuberculeuse, du lupus, de la tuberculose de la peau, etc...

MODIFICATIONS APPORTÉES A L'ÉVOLUTION DE LA TUBERCULOSE PULMONAIRE PAR LA PARATOXINE

Elles sont variables suivant qu'il s'agit de tuberculeux à la première, à la deuxième ou à la troisième périodes et suivant les diverses formes cliniques de la tuberculose pulmonaire.

Tuberculose pulmonaire à la première période.

Sous l'influence des injections de paratoxine faites sous la peau ou dans la gorge isolément ou simultanément suivant la méthode du Dr Hervé, on note une amélioration de l'état général et de l'état local des malades.

Etat général. — L'état général est presque toujours amélioré avant l'état local. On observe tout d'abord une diminution de l'amaigrissement chez les malades dont le poids a été surveillé avant le traitement, puis un arrêt dans la perte du poids. Au bout du second ou du troisième mois au plus tard, le *poids* remonte et d'une façon progressive, plus ou moins accusée et plus ou moins rapide suivant les individus.

Dans une observation du Dr Vidal [1], l'augmentation de poids est de 500 *grammes au bout de huit jours* de traitement pour atteindre 3 kilos en trois semaines.

Le Dr Verlaine de Cysoing nous signale quatre observations intéressantes à ce sujet que nous résumons très brièvement ; chez un malade l'augmentation de poids est de 3 *kilos en 12 jours :*

PREMIÈRE OBSERVATION

Jean-Baptiste H..., 47 ans, contremaître de tissage.

Après une grippe sérieuse continue à tousser pendant un mois. Affaiblissement progressif, pas d'appétit, expectoration muco-purulente abondante, hémoptysie.

Première injection de 2 cc de paratoxine le 16 juin 1908 : poids : 82 kilos.

Dès les premières injections ce malade s'améliore rapidement et du 16 au 28 juin il gagne 3 kilos. L'appétit augmente d'une façon considérable, tous les phénomènes s'amendent et le malade reprend son travail au bout d'un mois, la guérison s'est maintenue depuis lors.

DEUXIÈME OBSERVATION

Van C..., 30 ans, ouvrier malteur, fils de tuberculeux, tuberculose au premier degré. Traitement par la paratoxine, première injection le 19 mai 1908 : poids 53 kil. 500 ; le 27 mai il pèse 55 kilos ; le 4 juin, 56 kilos ; le 22 juin, 56 kil. 500 ; il reprend

---

1.— Dr Vidal. *Soc. médicale de la Drôme,* 7 septembre 1908.

alors son travail et n'a plus eu de toux ni d'expectoration ; il reste guéri depuis cette époque.

Ce malade a donc augmenté de 3 *kilos* 100 *en* 1 *mois*.

Troisième Observation

Jeanne D..., 20 ans, couturière, Chlorotique. Tachycardie, 120 pulsations. Dilatation pupillaire, douleurs précordiales. Signes de tuberculose au début. Amaigrissement. Première injection le 20 juin 1908, poids 60 kilogs ; le 4 juillet, 60 kil. 500 : le 6 juillet, 61 kilos. Depuis quelques jours elle tousse abondamment et crache de même. Légère hémoptysie, fièvre légère le 7.

Le 8 juillet, poids 59 kil. 500 ; on augmente la quantité de paratoxine, 2 cc au lieu d'un tous les jours. Le 28, elle pèse 60 kil. 500 ; le 7 août, 60 kil. 500 ; le 30, 63 kilos.

Cette jeune fille va actuellement très bien ; les signes de tuberculose ont disparu ; la chlorose sous l'influence de ce traitement s'améliore, la tachycardie persiste mais moins accentuée 100 à 110.

L'augmentation de poids est en somme de 3 *kilos en 2 mois*.

Quatrième Observation

D..., rentier, 35 ans.

Se plaint d'oppressions, de fièvre, de sueurs nocturnes abondantes sans amaigrissement appréciable ; douleurs névralgiques fréquentes, à l'examen tuberculose au début du sommet droit avec quelques râles discrets.

Première injection de paratoxine le 2 juin 1908 ; poids 84 kil. 500 ; le 15 juin, il pèse 85 kil. 500 ; le 2 juillet, 86 kil. 300. Son état général est excellent.

Le malade assez pusillanime se fait alors examiner par un spécialiste qui n'a plus rien trouvé du tout.

L'augmentation de poids est ici de 1 *kil.* 800 *en 2 mois*.

De son côté le Dr Roginsky de Saujon observe une augmentation de poids de 10 *kilos en quelques mois*.

Jeune homme de 18 ans, cultivateur, plusieurs hémoptysies, toux, expectorations abondantes surtout le matin sueurs nocturnes, amaigrissement, anorexie. Tuberculose pulmonaire au début confirmée par le directeur de la Maison de Santé de Royan, « Après avoir soigné longuement mon malade sans résultats par tous les moyens classiques, dit-il, j'institue le traitement par la paratoxine. Dès les premières injections le malade cesse de tousser, progressivement (sans que j'emploie d'autres moyens thérapeutiques), sueurs nocturnes, fièvre incessante diminuent, l'appétit augmente. Le malade se déclare rétabli complètement au bout d'un mois. Il me suffit de dire que sous l'influence de la paratoxine il a engraissé de 10 kilos en quelques mois. »

Et le même auteur ajoute : « D'autres malades se trouvant dans le même cas, entre autres une petite fille de 10 ans, étaient par moi traités de la sorte et tous se trouvent admirablement bien de cette médication ».

Le Dr Roumenteau de Martizay constate une augmentation de poids de 3 kilos au bout du premier mois de traitement et de 3 autres kilos à la fin du deuxième.

Fille de 22 ans. Après refroidissement bronchite mal soignée, hémoptysies légères, diminution de la respiration à droite, signes de congestion assez étendue. Repos au lit, ergotine, arrêt des hémoptysies.

Traitement exclusif à la paratoxine, 2 cc tous les deux jours.

L'appétit disparu revient, l'amaigrissement s'arrête, la toux sèche diminue, la malade engraisse de 6 livres le premier mois, de 6 autres le deuxième. La malade va maintenant très bien.

En somme les signes de tuberculose au début ont disparu, la respiration est redevenue normale ; la malade (fille de ferme) a repris ses travaux : le résultat est typique.

Donc *augmentation de 6 kilos en 2 mois*.

Le Dr Lecocq de Villers-sur-Nicolle signale à son tour un accroissement de poids de 2 k. 500 en deux mois.

D..., congestion bacillaire du poumon droit. En traitement par la paratoxine à partir du 1er août 1908. L'amélioration peu sensible pendant les trois premières semaines est devenu ensuite très manifeste. Le poumon droit est redevenu de plus en plus perméable à l'air dans toute son étendue et tous les symptômes morbides se sont améliorés. L'état général au bout de 2 *mois* de traitement est excellent. L'augmentation de poids est de 2 *kilos* 500. « Je pense, dit l'auteur, que cette malade doit être particulièrement satisfaite des bons effets du traitement, surtout pour un cas d'une pareille ténacité ».

Cette augmentation de poids, nous la retrouvons dans la plupart des observations qui nous sont journellement adressées.

D'une façon générale on peut dire que les individus qui augmentent de poids dès le début, atteindront dans la suite un embonpoint plus considérable que ceux chez qui l'engraissement est lent à se manifester.

L'augmentation de poids s'accompagne d'un *retour des forces* : le malade se sent plus à l'aise, moins fatigué, moins oppressé ; il devient rapidement capable d'un travail qui lui était pénible sinon impossible auparavant. « Le premier bénéfice, dit le Dr Vidal, et remarquablement rapide de cette thérapeutique, est unanimement constaté par les malades eux-mêmes ; il y a *accroissement des forces*, diminution des oppressions... le poids augmente. »

Dans quelques cas, l'injection provoque une sorte de stimulation de l'organisme et une sensation de bien-être. Cette action sthénique a été particulièrement mise en lumière par le Dr Vandeputte [1].

La paratoxine a souvent une action évidente sur la *fièvre* des tuberculeux à la première période.

Le plus souvent la chute thermique se fait progressivement au bout de quelques semaines (Drs Roginsky, de Langenhagen).

---

1. — Dr Vandeputte, *Société de Thérapeutique*, Paris, 7 mars 1908.

L'observation suivante du Dr de Langenhagen, de Menton, en est un exemple parmi bien d'autres :

Mme X..., 32 ans, d'aspect plutôt vigoureux. Depuis quelques mois toux sèche accidents congestifs passagers dès sommets, en dernier lieu localisés à droite (induration avec rudesse et submatité légère). Température s'élevant de plusieurs dixièmes lorsqu'elle marche. Persistance de cet état malgré tout un mois de cure stricte de repos. A ce moment, traitement par la paratoxine : 30 injections de 1cc en 25 jours environ. Bon résultat. La température s'élève moins, bien souvent reste normale. Atténuation de la rudesse et de la submatité.

Revue en septembre, elle n'a plus de fièvre ; les signes du sommet sont insignifiants.

La chute thermique se traduit par une diminution du maximum vespéral et par des accès de plus courte durée. La réduction du maximum vespéral se produit d'abord d'une façon intermittente pour se régulariser ensuite et s'accuser de plus en plus jusqu'au retour à la température normale, ce qui s'obtient au bout de 2 à 3 mois en moyenne.

Quand la fièvre résiste aux injections quotidiennes de 1 cc de paratoxine, il faut soit doubler ou tripler la dose, soit ajouter les injections intralaryngées.

Au moyen de ces injections combinées la température revient normale au bout de deux à trois semaines environ.

On observe quelquefois une demi-heure ou une heure après l'injection une légère ascension thermique ne dépassant habituellement pas un demi-degré ; cette réaction ne se voit que chez les malades congestifs ou fortement amaigris ou affaiblis : elle ne comporte aucun inconvénient.

Tout le monde est unanime à constater que sous l'influence de la paratoxine l'*appétit revient* et que les *digestions sont moins pénibles* et *plus rapides*. Il est de règle générale que les digestions s'améliorent avec la sédation de la fièvre et de la toux, pour redevenir difficiles au moindre accès fébrile ou à la suite d'une reprise de la toux.

L'augmentation de l'appétit est manifeste au bout de 12 *jours* dans une observation du Dr Roumenteau.

Homme de 45 ans, arthritique, légèrement emphysémateux. Bronchite chronique suspecte dès le début. Au bout de quelque temps, hémoptysies arrêtées par les moyens ordinaires. Le malade est alors soumis à la paratoxine. Au bout de six injections de 2 cc de paratoxine, les sueurs profuses s'arrêtent, la toux se calme, l'appétit très capricieux redevient excellent...

Dans une autre observation le même auteur signale une augmentation considérable de l'appétit au bout d'un mois de traitement par la paratoxine.

Pareille chose est observée par les Drs Dechamp, d'Arcachon; Bailly, de Neuville-Saint-Waast[1], etc... et dans un grand nombre de cas signalés par différents auteurs.

Pour notre compte personnel, cette augmentation de l'appétit et la régularisation des phénomènes digestifs, nous les avons rencontrées chez la plupart des tuberculeux que nous avons soumis ou fait soumettre à ce mode de traitement.

Les Drs Vidal, de Langenhagen, Hervé, Vandeputte, Voet [2], etc., en font mention; nous verrons dans cette étude que chez les tuberculeux de la deuxième période l'augmentation de l'appétit est de règle et que certains tuberculeux de la troisième période deviennent de véritables boulimiques.

La paratoxine a une action très nette sur les *sueurs nocturnes*. Elle les fait disparaître bien souvent avant la fièvre.

« Dès les premières injections, les sueurs nocturnes, la fièvre disparaissent », écrit le Dr Roginsky; le Dr Vidal signale leur disparition au bout du septième jour de traitement ; au bout de quelques semaines, dit le Dr Caudron, elles ont cessé d'une façon définitive.

Ces diverses modifications de l'état général précèdent ordinairement celles des symptômes fonctionnels et des signes locaux.

Modifications des troubles fonctionnels. — La *toux* n'est guère influencée d'une façon notable avant la fin du premier mois ; il existe toutefois des exceptions. C'est ainsi que le Dr Roumenteau signale sa diminution au bout de douze jours, que les Drs Besson et Dechamp notent sa sédation au bout de trois semaines. Au bout de quelques semaines le Dr Roginsky constate sa complète disparition.

Au bout de peu de temps la malade du Dr Delefosse, de Le Quesnoy, ne tousse plus :

M. D..., de S... Tuberculose pulmonaire droite au début. Mise au traitement par la paratoxine, a été considérablement améliorée. « Au bout de quelque temps, je l'ai auscultée très sérieusement et à plusieurs reprises ; je n'ai plus trouvé aucune trace de lésion. La respiration est peut-être encore un peu plus rude de ce côté et c'est tout ce que j'ai pu constater. L'état général est de beaucoup meilleur ; *elle ne tousse plus.* »

---

1. — *Nord médical :* 1er juin 1909.
2. — *Le Scalpel,* mai 1909.

L'observation suivante du Dr Voet, de Péruwelz, est identique :

Jeune homme de 30 ans ; tousse depuis un mois sans se soigner, lorsque je le vois en mars 1908. Croyant à une bronchite simple du côté droit, je le soigne en conséquence, mais après quinze jours de traitement, je perçois un souffle au sommet et je commence la paratoxine. une injection de 2 cc tous les 2 jours.

Après huit semaines, la guérison semble confirmée, mais il y a rechute fin août ; on reprend les injections pendant un mois et tous les signes disparaissent.

Actuellement, en janvier 1909, il n'y a plus rien au poumon, et *il ne tousse plus.*

C'est généralement vers la fin du deuxième ou dans le cours du troisième mois de traitement par la paratoxine que la toux diminue franchement de fréquence et d'intensité. Le malade reste plusieurs heures sans tousser, il est capable de s'endormir sans avoir de quintes de toux, puis les poussées de toux matinale s'apaisent à leur tour.

L'étude de *l'expectoration* chez les tuberculeux de la première période traités par la paratoxine offre peu d'intérêt, pour cette bonne raison que ces malades crachent peu ou pas du tout.

Le Dr Vidal signale la diminution rapide des *oppressions* souvent rencontrées chez ces malades.

La paratoxine ne paraît pas avoir d'action immédiate sur les *hémoptysies :* elle ne les provoque pas. ne les réveille pas davantage et les observations des Drs Desormeaux, Roumenteau, Vidal, Roginsky en font foi ; cependant elle ne paraît pas les arrêter.

La paratoxine semble pourtant ne pas devoir rester inactive : elle agirait indirectement en modifiant heureusement le processus tuberculeux puisque chez plusieurs malades soumis à ce traitement, après avoir présenté des hémoptysies graves au point d'éveiller de sérieuses inquiétudes, nous n'avons jamais observé le retour des phénomènes congestifs primitifs.

État local. — Les modifications de l'état physique n'apparaissent qu'après le relèvement de l'état général et l'amélioration des signes fonctionnels.

L'amélioration locale se traduit d'abord par la diminution ou la disparition des *bruits anormaux* quand il en existe : râles sous-crépitants et râles de bronchite. Ce sont ces derniers qui disparaissent le plus tôt ; en général vers le milieu du deuxième mois de traitement, tantôt plus vite, tantôt plus tardivement ; les râles sous-crépitants se dissipent peu à peu, il est bien rare d'en rencontrer encore au bout du troisième mois. Toutefois le Dr Vandeputte cite huit observations où ces râles n'ont disparu qu'après un traitement de cinq à six mois.

Les altérations du *murmure vésiculaire* sont parfois plus longues à se modifier et peuvent persister sans changement notable pendant des mois entiers.

Au bout de trois semaines toutefois, le Dr E. Besson, de Paris, constate une respiration ample et libre.

Femme de 35 ans ; infirmière, vie très dure. Pleurésie droite ancienne. Sommet droit induré. Toux quinteuse incessante, sans adénopathie, toux-bronchite appréciable.

Après trois semaines de piqûres et pilules alternées, l'état général est relevé de façon très évidente. La malade (une nerveuse) et son entourage sont enchantés. Elle ne tousse absolument plus. Embonpoint, respiration ample et libre.

Signes d'auscultation sans changement.

Après un an, les bons résultats signalés persistent. Cette personne a un service pénible qu'elle accomplit sans difficulté.

En quarante-cinq jours, le Dr de Langenhagen note l'atténuation de la rudesse et de la submatité.

Le Dr Roumenteau rencontre une respiration normale au bout de deux mois. « Le poumon droit, le seul congestionné, est plus perméable à l'air dans toute son étendue au bout de trois mois, dit le Dr Arondel de Derval », et le Dr Lecocq nous adresse une observation identique.

Dans 16 cas du Dr Vandeputte, la moyenne de la disparition des altérations du murmure vésiculaire a été de trois mois à trois mois et demi ; dans 8 autres cas le murmure vésiculaire n'était redevenu normal qu'au bout de cinq à six mois ; dans 4 autres cas il constatait encore une inspiration rude et une expiration prolongée et rude au bout d'un an d'observation.

Chez ces derniers, les râles avaient depuis longtemps disparu et l'état général restait excellent, à telle enseigne que ces malades vivaient très bien vaquant à leurs occupations habituelles, ne crachant plus et ne toussant pas davantage.

La *bronchophonie* et la *pectoriloquie aphone* ont une évolution parallèle aux altérations du murmure vésiculaire; cependant les auteurs qui en font mention déclarent qu'elles leur ont paru moins tenaces.

La diminution de la *sonorité pulmonaire* se fait plus ou moins rapidement ; on la voit habituellement se manifester à partir du deuxième mois en même temps que disparaissent les râles de bronchite et les sous-crépitants.

Dans les cas heureux on peut dire que la *sonorité normale* se retrouve à la fin du troisième mois de traitement par la paratoxine.

Nous avons constaté que les vibrations thoraciques restaient fortes pendant très longtemps chez pas mal de sujets; en effet, il a fallu près d'un an pour qu'elles redeviennent normales.

La paratoxine a *une action durable ;* nous avons revu une grande partie de tuberculeux à la première période traités par la paratoxine : depuis que nous avons expérimenté chez l'homme, presque tous sont restés en excellente santé et ont repris leurs occupations habituelles. Nous en avons perdu de vue un certain nombre, mais comme nous leur avions recommandé de venir nous revoir si leur état s'aggravait de nouveau et qu'ils n'ont pas reparu, nous nous croyons en droit de les considérer eux aussi comme guéris de leurs lésions.

Tuberculose pulmonaire au deuxième degré.

Nous avons un très grand nombre d'observations de tuberculeux pulmonaires au deuxième degré traités par des injections de paratoxine, soit par la voie sous-cutanée, soit par la voie intralaryngée, soit par les deux voies combinées.

Presque tous les auteurs sont d'accord pour constater une transformation rapide de l'état général et de l'état local des malades ainsi traités.

Le Dr Hervé [1] a fait les observations suivantes :

« L'abaissement thermique s'est produit de façon presque régulière, tantôt dès la première injection, comme il est arrivé à une malade chez laquelle tous les antithermiques avaient successivement échoué et qui vit, le jour même de la première injection le thermomètre descendre de 38°3 à 37°9 ; le plus souvent au bout de quelques semaines.

« Dans un cas à forme toxique et à marche ultra rapide, nous n'avons toutefois obtenu aucun résultat.

« L'expectoration diminue en général au bout de huit jours ; nous ne l'avons jamais vu cesser totalement, mais en même temps que les crachats deviennent moins nombreux, ils perdent leur caractère purulent ; ils sont moins épais, plus légers, plus aérés.

« L'examen bactériologique a permis de constater également une diminution sensible du nombre des bacilles. Ce phénomène nous a semblé d'autant plus intéressant à signaler qu'il a été noté chez douze malades après des périodes d'injections variant de quatre à quinze semaines. »

---

1. — Dr Hervé. *Annales médico-chirurgicales du Centre*, 20 septembre 1908.

Dans le *Journal des Praticiens* [1], le Dr Lourties, médecin en chef des mines de Courrières, s'exprime en ces termes :

« Encouragé par ces premiers résultats, je résolus d'expérimenter la paratoxine chez tous les tuberculeux de mon important service, à n'importe quelle période de leur maladie ; et c'est ainsi que depuis près de trois mois j'injecte tous les deux jours une vingtaine de malades dont les crachats contenaient des bacilles et qui présentaient tous les caractères cliniques des divers degrés de la tuberculose.

« Les résultats de ces inoculations dépassèrent mes prévisions les plus optimistes. Tous mes malades, sauf deux (un vieil éthylique qui ne va ni bien ni pis et une jeune fille dans les crachats de laquelle on n'a jamais trouvé de bacilles), ont bénéficié d'une amélioration très nette. Les résultats favorables qu'ils ont constatés leur ont donné une telle confiance que même par les plus affreuses tourmentes et les températures sibériennes des temps derniers, ils n'ont jamais manqué de venir recevoir leur injection médicamenteuse.

Le Dr Faraggi, de Paris, dit :

« J'ai soigné, une jeune fille de 19 ans qui peut être aujourd'hui considérée comme guérie. Cliniquement et bactériologiquement elle était atteinte de tuberculose à la deuxième période avec fièvre vespérale et amaigrissement continu ; les traitements antérieurs ne donnaient que des résultats incertains. Depuis que je me suis décidé à employer la paratoxine, il y a eu un changement à vue d'œil. Tous les symptômes ont disparu en trois mois en faisant tous les 3 jours une injection de 2 cc. L'amélioration a été immédiate et en très peu de temps le changement fut tel qu'on peut le dire presque miraculeux. Aujourd'hui elle est dans une situation admirable ».

Comme on le voit, la paratoxine provoque une amélioration rapide dans les tuberculoses pulmonaires au deuxième degré. Mais quelles sont les modifications qu'elle apporte dans l'évolution du processus tuberculeux ?

D'une façon générale nous pouvons dire qu'elles ressemblent étrangement à celles que nous avons signalées dans le traitement de la tuberculose à la première période.

Etat général. — C'est l'état général qui s'améliore tout d'abord ; les malades se sentent plus à l'aise, plus vigoureux, moins gênés dans la respiration.

L'*anorexie* qui est d'une extrême fréquence disparaît au bout d'un laps de temps très court, puis l'*appétit revient* et les malades commencent à augmenter de poids vers la troisième ou la quatrième semaine.

Le Dr Voet, de Péruwelz, nous communique une observation dans laquelle il constate qu'au bout d'un mois de traitement par les injections de paratoxine l'appétit est revenu et les forces également.

---

1. — Dr Lourties, *Journal des Praticiens*, 29 février 1908.

Le Dr de Langenhagen, de Menton, note après 30 injections de 1 cc de paratoxine un réveil considérable de l'appétit, une augmentation de poids de 4 kilos, la disparition presque complète des râles dans les foyers caverneux, une diminution considérable de la température. Dans une autre observation concernant une tuberculeuse névropathe avec anorexie, mauvais intestin... au bout de trois semaines de traitement la malade accuse une amélioration très notable avec meilleur appétit, digestions plus faciles, selles régularisées et normales, réveil des forces, diminution de la température et de l'expectoration.

L'observation suivante du Dr Potié, de Vieux-Berquin, se passe de tout commentaire :

Mme X..., 23 ans, maigrissait et perdait ses forces depuis août 1907. Au début d'octobre, elle commence à tousser et à cracher. L'*anorexie est complète*. Le 27 octobre 1907 elle présente de la fièvre, de grandes transpirations. L'amaigrissement, la perte de forces s'accentuant, le Dr Potié commence le traitement par la paratoxine vers le 15 novembre. A cette époque la malade pesait 61 kilos. Dans les crachats nombreux bacilles de Koch.

Le 8 décembre son poids monte à 65 kilos, donc gain de 4 kilos en 3 semaines.

A l'examen on trouve de la submatité à droite et en arrière au sommet ; les craquements et les sous-crépitants humides avaient disparu ; la respiration est obscure et rude, le retentissement vocal a diminué.

La malade crache très peu, tousse très peu, n'accuse plus de sueurs.

Dès lors son *appétit devient insatiable :* voici le menu habituel de sa journée :

A 6 heures : 2 jaunes d'œuf dans du café ;

A 8 heures : pommes de terre, 1 pomme cuite et viande de porc ;

A 10 heures : un bol de lait et 2 œufs ;

A 11 heures : bouillon ;

A midi : un gros repas ;

A 4 heures : une côtelette ;

A 6 heures : un bol de lait ;

A 7 heures : gros souper ;

A 9 heures : du lait.

Soumise à pareil régime de suralimentation qu'elle supporte très bien, elle voit son état général s'améliorer de jour en jour.

En janvier elle fait une forte grippe sans que s'en ressente son état général et son état physique.

En février elle pèse 78 kilos ; elle crache très peu et l'examen de ses crachats plusieurs fois répété ne décèle dans aucune préparation la présence de bacilles de Koch.

En octobre dernier on ne trouve plus rien à l'auscultation, sinon un peu d'obscurité respiratoire aux points antérieurement touchés. Depuis la santé est restée parfaite.

Cette amélioration de l'état général, l'augmentation des forces et de l'appétit, la diminution des sueurs, de la toux, de l'expectoration et des bacilles se rencontrent dans la plupart des observations qui nous sont adressées ; on les retrouve notamment dans celles des Drs Besson, Dechamp, Cheyron-Lagroze, Flour, Giraud, etc., etc.

Observation du Dr E. Besson, de Paris :

Homme (emballeur) 28 ans, bacilles pulmonaires depuis un an. En novembre 1908, il est alité avec phénomènes de bronchite capillaire tuberculeuse (asthme tuberculeux.) État très grave depuis huit jours quand je le vois.

Bacilles de Koch abondants.

Amaigrissement, affaiblissement ; marche et lever impossibles. Je prescris la paratoxine par acquit de conscience.

L'état général s'est progressivement amélioré. Actuellement (juin) le malade sort sans difficulté ; même depuis un mois il aurait, me dit-on, repris son travail d'emballeur !...

A ma dernière consultation, fin avril, symptômes de bronchite disséminés avec frottements pleuraux, pas de fièvre.

L'augmentation de poids est d'autant plus rapide et plus accentuée que le réveil de l'appétit a été plus précoce. Le maximum a été de 15 kilos en deux mois (observation du Dr Flour, de Bray-sur-Somme). A côté de cette augmentation fantastique, il en est de plus humbles qui sont cependant exceptionnelles : 8 kilos en deux mois (du Dr Bequin, de Nîmes) ; 4 kilos en 1 mois (du Dr de Langenhagen, de Menton ; 6 kilos en 37 jours (Dr Dechamp, d'Arcachon) ; 8 kilos en 4 mois (Dr Perreau) ; le Dr Vidal, de Valence, semble avoir presque trouvé le record de la rapidité : 9 kilos en 37 jours dans l'observation suivante :

A...., cavalier au 13e régiment de chasseurs. Né à La Voulte, profession bijoutier. A l'incorporation, poids 58 kilos, taille 1 m. 60, périmètre thoracique 78 centimètres.

Pas d'antécédents héréditaires. Antécédents personnels : aucune trace de maladie de l'appareil respiratoire.

Engagé volontaire le 28 janvier 1908, il fait quarante jours de service en très bonne santé ; puis est atteint d'excoriation et de furoncles avec un certain degré d'hippophobie. Depuis ce moment les digestions sont mauvaises, l'appétit diminue, quelques vagues douleurs dans le péritoine, amaigrissement de 10 kilos ; poids 48 kilos.

Il entre à l'infirmerie le 2 avril ; le 4 il présente un peu de toux et des crachats hémoptoïques qui durent pendant 3 jours. Légère élévation de la température (37°5 le soir). Comme signes stéthoscopiques, il présente au sommet droit : submatité, avec augmentation des vibrations thoraciques, râles sous-crépitants fins, superficiels, localisés dans la fosse sus-scapulaire.

Cet homme est envoyé à l'hôpital le 8 avril. Ce jour-là, température 38°3. Les crachats hémoptoïques ont cessé ; *le poids est de 50 kilos.* Le traitement à la paratoxine est commencé ; repos absolu sans suralimentation.

Il est fait une série de quinze injections de paratoxine, une par jour, dans l'espace interscapulo-vertébral ; puis repos de dix jours pendant lequel le malade prend des granules d'arrhénal ; enfin reprise de la paratoxine.

Pendant ce temps, les modifications survenues sont les suivantes : amélioration très sensible de l'état général ; le malade sent son énergie et ses forces augmentées, évolution normale de la température. *Poids le 13 avril 52 kilos, le 22 avril 56 kilos, le*

2 *mai* 58 *kilos, le* 11 *mai* 59 *kilos.* Du côté des poumons, disparition des signes du sommet droit avec persistance d'une légère submatité et d'une respiration un peu rude.

Le 31 mai, A..., dont l'état général est très satisfaisant et dont l'état local est très amélioré, part en congé de convalescence de quarante-cinq jours.

Observation du Dr Perreau, de Saumur :

M. F. P..., 20 ans, a eu la grippe en janvier, pas d'antécédents héréditaires.
Se présente à ma consultation le 25 février. Submatité au sommet droit, craque-

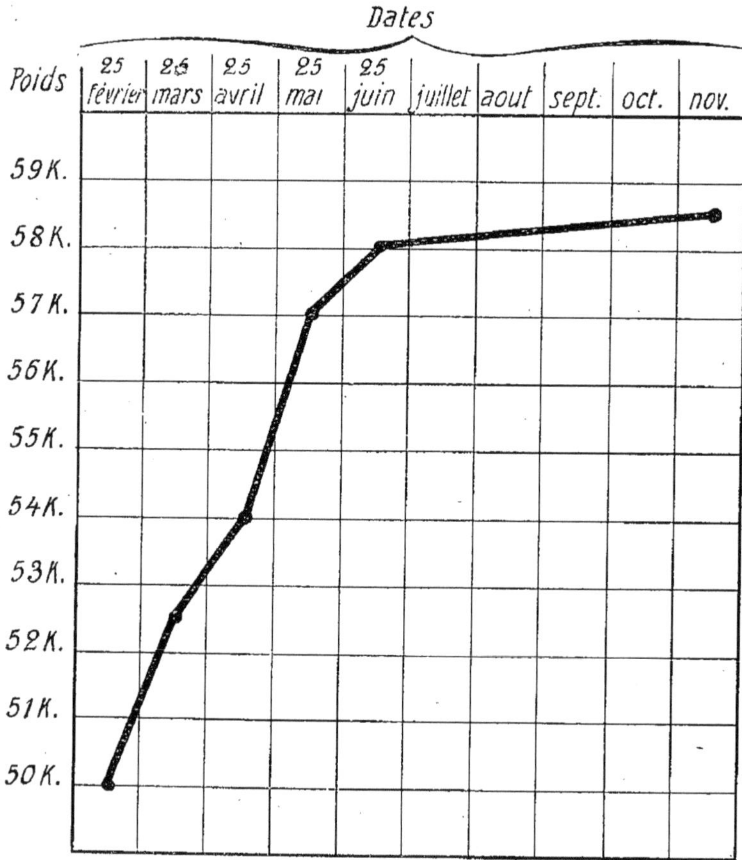

ments, toux sèche, fréquente, expectoration peu abondante. Sueurs nocturnes, insomnie, température le soir, amaigrissement. *Poids* 50 *kilos.*

Injection de paratoxine 1 cc. tous les jours et 2 pilules de paratoxine aux deux repas.

25 *mars, poids* 52 *kilos* 500 ; 25 *avril,* 54 *kilos.*

Interruption des injections pendant 15 jours.

25 *mai, poids* 57 *kilos* ; 25 *juin* 58 *kilos.*

On cesse tout traitement, tous les symptômes morbides ont disparu, le malade a repris sa vie ordinaire et le 1er *novembre, son poids était de* 58 *kilos* 500.

Observation du Dr Flour, de Bray-sur-Somme :

C'est celle d'un de mes amis âgé de 27 ans, tuberculeux depuis 3 ans. Il y a deux ans, alors qu'il habitait Amiens, il a été atteint d'hémoptysie. Il s'est remis assez vite et depuis le commencement de l'année 1908 son état est satisfaisant. C'est à peine si l'on perçoit un craquement de temps à autre au niveau de son sommet droit. Je lui fais de temps en temps des pointes de feu.

Le 2 mai dernier, il a une hémoptysie abondante ; en dépit du traitement clinique les hémoptysies se répètent tous les 2 ou 3 jours jusqu'au 18 mai. Injection de sérum gélatiné, arrêt définitif des hémoptysies.

Sur le conseil du Pr Lemoine, j'attends quelques jours et je commence la paratoxine. Résultat merveilleux : *le malade qui avait perdu 15 kilos, les regagne en deux mois.*

La lésion qui avait évolué nettement vers la deuxième période rétrocède bien vite.

Vers le 15 août la guérison me paraît complète. Le malade est examiné par un de mes confrères qui l'avait vu en consultation avec moi au moment des hémoptysies ; son impression est la même que la mienne.

Actuellement (novembre 1908) la santé continue à être excellente.

Observation du Dr Dupuy, de Grenoble :

J. R..., 24 ans, patron boucher (fils unique, c'est-à-dire ayant tout à profusion de parents idolâtres), noce sous toutes les formes, boisson (fort joli garçon). Résultat : cette année, 2 fois à 4 mois d'intervalle hémoptysie grave avec localisation bacillaire du sommet droit.

A la première hémoptysie avec 39° 7 (25 mars 1908), j'ai nettement prévenu que

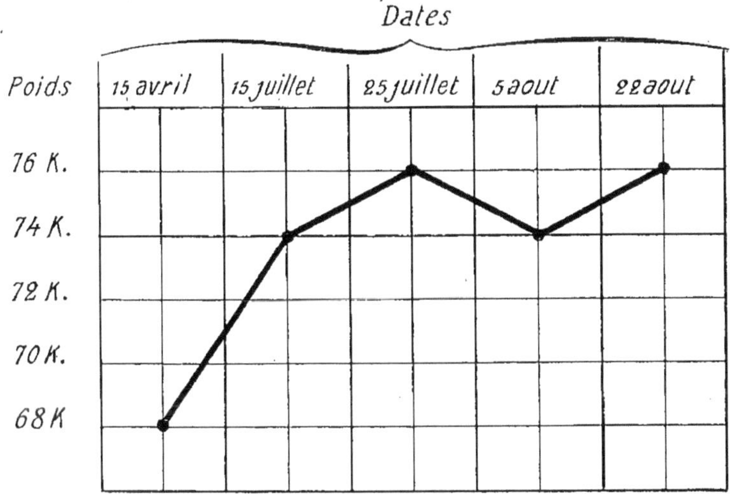

l'avenir était menaçant, puis après deux à trois visites je n'ai plus revu le malade.

Au 15 avril 37°, *poids* 68 *kilos.* Le malade reprend ses habitudes d'imprudence.

Au commencement de juillet, troisième hémoptysie, fièvre, localisation pulmonaire droite comme précédemment.

Trente injections de paratoxine, 2 à 3 boîtes de pilules.

Avertissements très sévères au patient, à sa femme, au début du traitement. Le genre de vie est modifié dans le bon sens.

Poids, 15 juillet, 74 kilos ; 25 juillet, 76 kilos ; 5 août, 74 kilos ; 22 août, 76 kilos.

Donc reprise de 6 à 8 kilos sur avril.

A la fin d'août les phénomènes pulmonaires sont éteints, sauf un peu de submatité et d'obscurité respiratoire ; 3 à 4 fois pointes de feu.

Je le revois souvent dans la rue, l'état semble toujours très bon, mais je n'ai pu obtenir de l'ausculter à nouveau. Il promet sans cesse sa visite, mais ne la tient pas comme de juste.

Je le reverrai sûrement, en tout cas si rechute.

Garçon très intelligent qui n'a pas hésité à attribuer à la paratoxine son prompt rétablissement.

Observation (2e degré) du Professeur Lemoine :

Fernand V..., 26 ans, ajusteur, vient consulter le Dr Lemoine, le 21 avril 1906, parce qu'il tousse, maigrit, et n'a plus d'appétit. Il ne présente rien d'intéressant dans ses antécédents héréditaires et collatéraux.

Dans ses antécédents personnels on note une rougeole à 3 ans, et une conjonctivite à 10 ans.

Le malade a pris froid il y a 3 mois et depuis il tousse, maigrit et ne mange plus. Depuis cette époque il déclare avoir perdu de 8 à 10 kilos. Il se sent très fatigué, la nuit il sue énormément, et le soir, vers 4 à 5 heures, il se plaint de frissons et de douleurs de côté. Les nuits sont mauvaises, le malade dort mal et tousse beaucoup ; ses digestions sont difficiles, il éprouve souvent des douleurs au creux épigastrique et se plaint d'avoir du pyrosis.

Le malade pèse 60 kilos.

A l'examen du thorax on trouve à droite et en avant de la submatité au sommet, de l'exagération des vibrations thoraciques, de la pectoriloquie aphone, une inspiration très rude et une expiration prolongée ; pas de bruits surajoutés.

En arrière et à droite on trouve de la matité, une exagération des vibrations, de la pectoriloquie aphone, une inspiration rude avec expiration prolongée dans toute la fosse sus-épineuse et dans la partie supérieure de la fosse sous-épineuse; il existe en outre quelques craquements secs disséminés, survenant par bouffées à la fin de l'inspiration.

Le poumon gauche présente des signes d'emphysème plus accentués en avant qu'en arrière.

Dans la région interscapulo-vertébrale pas de matité ni de souffle. L'expectoration muco-purulente, abondante surtout le matin, renferme de 8 à 10 bacilles tuberculeux par champ du microscope. La température du matin est de 37°2, le soir de 38°.

Le 22 avril on lui fait à 10 heures du ma-

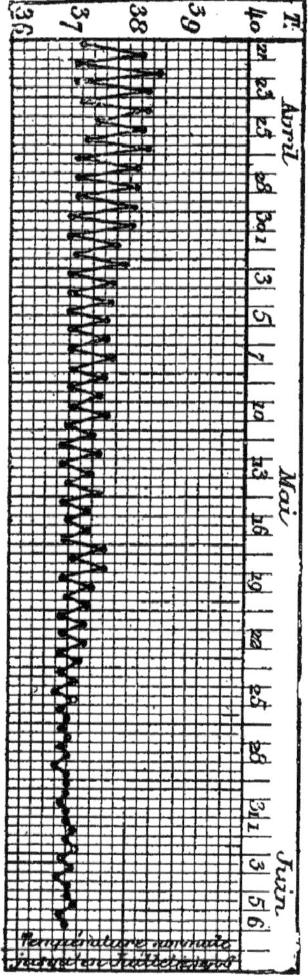

tin une injection de 30 cc. de sérum de Hayem ; la température est alors de 37° 1,
le soir elle est à 38° 5.

Le malade est soumis le 24 au traitement par la paratoxine à raison de 2 cc.,
5 fois par semaine en injections sous-cutanées.

Le 3 mai, le poids est monté à 60 kilos 200, le malade déclare se sentir mieux

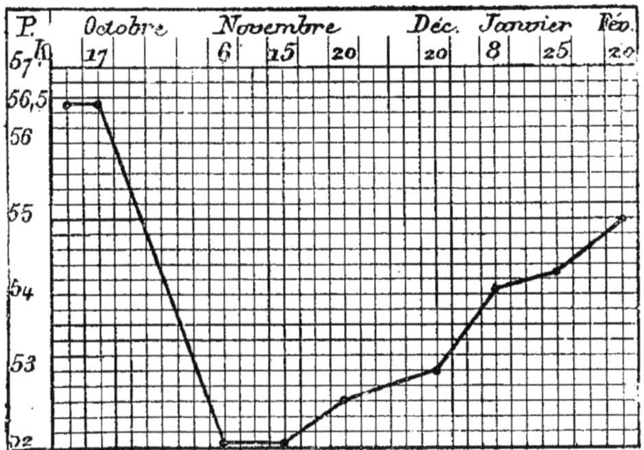

à l'aise, l'appétit est moins capricieux. Au point de vue local rien n'est changé.
La température est à 37°7 le soir, le pouls à 84.

Le 10 mai l'appétit est très amélioré, les digestions sont plus faciles, le pyrosis
a disparu.

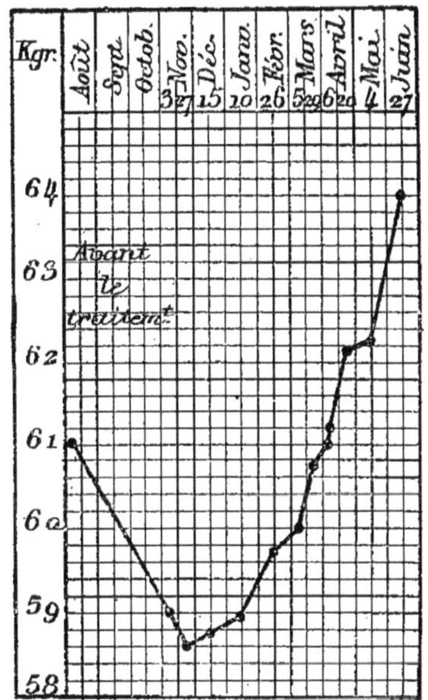

Le malade déclare avoir mangé davantage
en ces quinze derniers jours que pendant les
six semaines antérieures ; il mange de tout,
alors qu'auparavant certains aliments préférés
étaient seuls acceptés et tolérés par son esto-
mac. La toux diminue, les sueurs nocturnes
également, les frissons de l'après-midi sont
beaucoup moins accusés. L'état local est
toujours stationnaire. La température est à
37°6 le soir, le pouls à 80.

Le 17 mai l'état général s'améliore d'une
façon très appréciable, les forces s'amendent, l'appétit reste aussi bon, mais les douleurs épigastriques persistent. Le poids est
monté à 61 kilos 1/2. L'état local est
resté stationnaire, mais l'expectoration est
moins abondante et renferme moins de bacilles : 5 par champ de microscope. La température est à 37° 5 le soir ; le matin à 36° 9.

Le 2 juin, le malade pèse 62 kilos 200,
l'appétit est toujours bon, les forces augmentent de jour en jour, la toux diminue beaucoup ainsi que l'expectoration, on trouve 2
bacilles par champ au lieu de 5.

Le poumon gauche reste toujours emphysé-
mateux, le droit présente encore quelques craquements secs, mais la matité disparaît de la fosse sous-épineuse, les vibrations thoraciques y sont encore exagérées

La fosse sus-épineuse et la face antérieure présentent toujours les mêmes signes. La température vespérale ne dépasse pas 37°2, la température matinale est de 37°.

Le 12 juin, l'état général a continué son amélioration progressive, le poids est monté à 62 kilos 510, le malade veut reprendre son travail. Le poumon droit semble s'améliorer, les craquements deviennent plus intermittents et plus disséminés, la sonorité pulmonaire revient un peu, les vibrations thoraciques sont moins fortes, le murmure vésiculaire prend un timbre plus doux.

Le traitement par les seules injections de paratoxine, est systématiquement continué.

Le 21 juin, le poids est sensiblement le même, les forces sont toujours aussi bonnes, le malade fait presque journellement son travail ; il tousse beaucoup moins, ne crache presque plus, n'éprouve que de très rares frissons dans la soirée. Il ne sue presque plus la nuit et dort très bien. Son appétit est excellent. De temps à autre son expectoration présente quelques stries sanguinolentes, mais c'est surtout lorsque la toux devient quinteuse. Le poumon gauche conserve son état emphysémateux ; au poumon droit on ne trouve plus de craquements, la sonorité et les vibrations sont presque normales, l'expiration est normale, l'inspiration a conservé un peu de rudesse. L'examen des crachats, plusieurs fois répété, ne décèle plus l'existence de bacilles de Koch. La température est normale, le pouls à 76.

Ce malade est revu le 6 juillet et le 27 juillet ; il n'y a rien de changé dans son état. Il travaille comme avant le début de sa maladie, il ne sue plus la nuit, il mange et dort bien, il pèse 62 kilos 650 et nous dit que certainement il aurait pesé davantage si en ces derniers temps il n'avait pas eu d'ennuis dans sa famille.

Le hasard a voulu que nous retrouvions ce malade à notre consultation pour une angine herpétique, en mars 1907 ; il nous a déclaré peser 69 kilos, et ne s'être jamais aussi bien porté qu'à cette époque.

A l'auscultation de son poumon nous avons constaté que le côté gauche était légèrement emphysémateux, et que le côté droit présentait une inspiration un peu rude et une expiration prolongée. Les vibrations thoraciques n'y étaient pas augmentées. Ce sont les seuls signes que présentait le malade comme reliquat de son ancienne tuberculose.

Le Dr Verlaine, de Cysoing, nous adresse une série d'observations où il note une augmentation de poids très accusée ; un de ses malades augmente de 1 kil. 700 en un mois, un autre de 6 kilos en 3 mois, un troisième de 4 kilos en le même espace de temps, un autre de 2 kilos en 4 mois.

Ces augmentations considérables de poids s'observent surtout chez des sujets jeunes et chez lesquels l'appétit s'est accru dans de fortes proportions. Dans la plupart des cas, l'augmentation de poids est plus modeste. Presque toujours elle est la conséquence de la recrudescence de l'appétit ; elle n'en est cependant pas le corollaire obligé puisque le Dr Besson nous signale l'observation d'une jeune malade dont le poids s'est accru alors que l'appétit restait le même.

La paratoxine a sur la *fièvre* des tuberculeux arrivés à la deuxième période une action identique à celle que l'on remarque chez les malades qui ne sont encore qu'à la première période de la maladie.

Toutefois il existe quelques particularités intéressantes à signaler :

La chute de température peut être brusque, comme le montre l'observation suivante du Dr E. Besson, de Paris, c'est l'exception :

> Jeune fille de 24 ans : père éthylique, 2 frères bacillaires. En janvier 1908 grippe mal soignée, laisse un sommet gauche en voie de ramollissement (juillet). Température, 39°, Pouls, 96.
> Inappétence absolue. Caractère sombre.
> Pronostic fatal à bref délai.
> Paratoxine en octobre.
> Dès les premiers jours abaissement de la température qui reste aux environs de 37°5. Relèvement de l'état général ; arrêt de l'amaigrissement.
> Actuellement (mai 1909) la malade tousse très peu. Les expectorations contiennent des bacilles de Koch. Etat général bon. Température, 37°5 en moyenne ; pouls, 90. Appétit convenable. La malade est gaie, alerte, travaille, sort volontiers ; contraste absolu avec l'année dernière.
> L'auscultation n'a pas changé : sommet gauche en état de ramollissement net.

Le plus souvent la chute de la température est progressive si bien qu'elle ne redevient normale qu'au bout de quelques mois de traitement. Parfois après une période apyrétique de 8 à 15 jours on voit la température remonter aux environs de 38°, c'est qu'il s'est produit quelque chose d'anormal, et l'examen du malade permet de constater soit un nouveau point de congestion pulmonaire, soit une constipation opiniâtre fréquente chez les sujets qui abusent volontiers de l'alimentation carnée.

Dans ce dernier cas l'ascension thermique est sans importance, une simple purgation, un lavement purgatif en auront raison. Si le poumon est en cause, il ne faut pas hésiter à suivre la technique du Dr Lourties, c'est-à-dire à augmenter la dose de paratoxine cependant qu'on utilisera la révulsion ou la dérivation suivant les méthodes usuellement employées.

Dans une observation, le Dr Dechamp, d'Arcachon, signale au bout de dix jours de traitement un abaissement thermique assez considérable : 38°7 au lieu de 40° 3, sans usage d'aucun agent antithermique autre que la paratoxine ; la température est descendue à 37° au bout de 3 mois de traitement.

L'observation suivante du Dr Desormeaux, de Paris, est également ment intéressante :

Il s'agit, dit-il, d'un jeune homme de 20 ans qui le 10 mars 1908 se présente à moi dans les conditions suivantes : Température rectale 37'7 ; poids 74 kilos ; pouls 128. A l'auscultation du sommet gauche : matité, craquements humides en avant et en arrière ; au sommet droit en avant et en arrière : submatité, expiration prolongée.

Du 11 au 23 mars, le malade reçoit chaque jour une injection de 1 cc. de para-toxine.

Le 23 mars 1908. Température rectale 37°1, poids 74 kilos 500, pouls 112. Signes stéthoscopiques peu modifiés. Le malade n'est plus revenu à ma consultation. Il est donc difficile de juger de l'effet du traitement qui cependant avait déjà eu sur la température et le poids un bon résultat en un temps si court (12 jours).

L'observation suivante de l'un de nous (Pr Lemoine) est très intéressante en ce qui concerne la température et le poids.

De souche tuberculeuse M. G..., de Roubaix, vient me consulter le 1er avril 1908 parce qu'il tousse depuis quelques semaines, maigrit beaucoup, sue la nuit et perd ses forces.

La toux s'est installée peu à peu, sèche d'abord elle est devenue plus humide et l'expectoration d'abord muco-purulente a été plusieurs fois hémoptoïque. Depuis 15 jours elle est franchement purulente. L'amaigrissement est de 11 livres en 20 jours.

Le malade est fébrile, 39°4 sous l'aisselle, rouge de figure, grelottant, suant tour à tour, facilement oppressé.

A l'auscultation : tuberculose au deuxième degré avec signes de ramollissement du poumon gauche.

Nombreux bacilles de Koch dans ses crachats.

Le traitement suivant est prescrit : tous les jours 2 cuillerées à bouche de la potion suivante :

Sirop de quinquina	300 gr.
Cacodylate de soude	0 gr. 60
Benzoate de soude..........................	12 gr.
Teinture de Colombo........................	5 gr.

A prendre dans une tasse d'infusion de houblon très chaude.

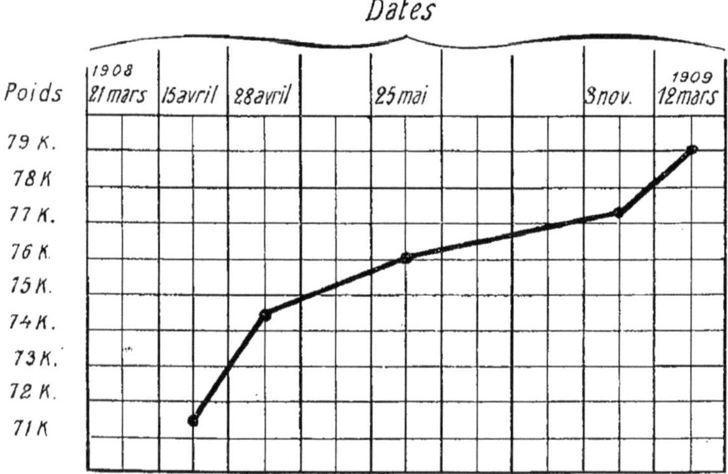

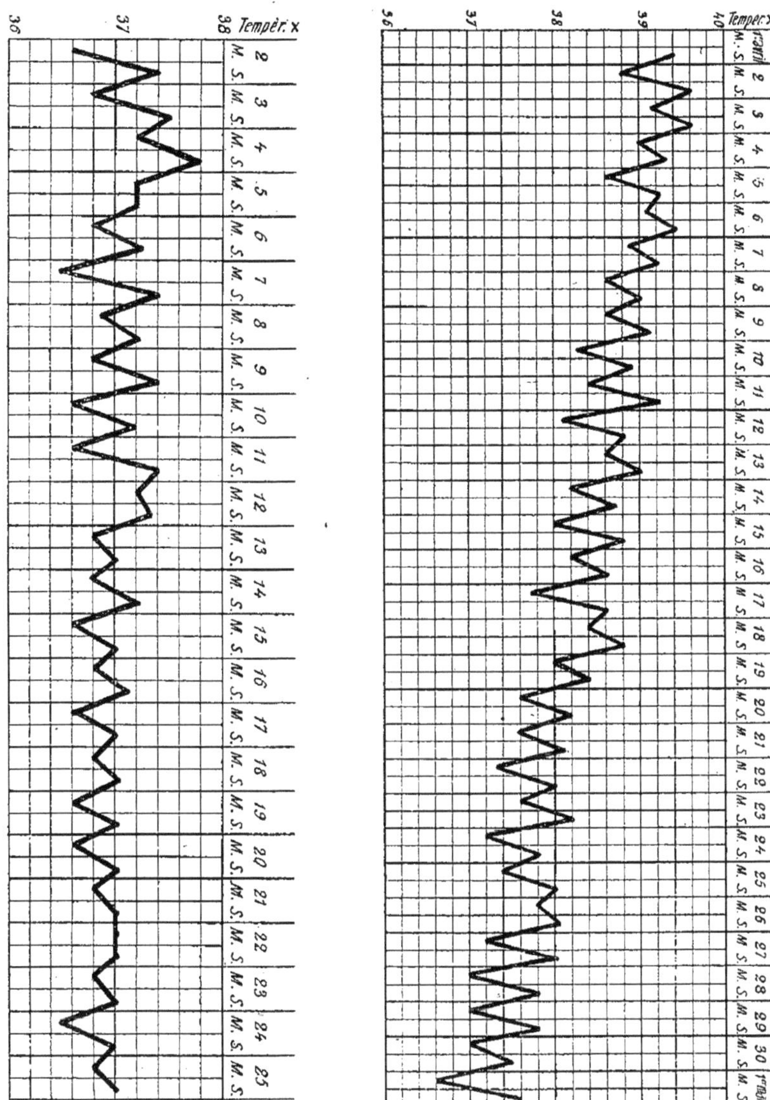

A 11 heures et à 6 heures une pilule de paratoxine avec un bol de lait.

Le 28 avril, la température est de 38° le soir, l'état général meilleur. Le poids est augmenté de 2 kilos : les sueurs ont disparu, les craquements moins nombreux.

Le 25 mai, le malade est transformé, « il mange comme deux », ses forces sont revenues, depuis 10 jours il n'a plus de fièvre.

Au poumon gauche, plus de râles, il ne reste qu'une respiration soufflante, le poids est de 76 kilos, il a donc encore augmenté de 1 kilo 500 depuis le 28 avril.

Le malade me demande à vaquer à ses occupations, je le lui permets à la condition qu'il ne fera plus d'imprudences.

Le 3 novembre l'état était resté stationnaire ; le poids à 77 kilos 250.

L'examen de crachats ne décèle aucun bacille de Koch à cette date.

En somme la température initiale de 39°4 à 39°6. tombe à 38°2 en 20 jours ; l'apyrexie est définitive au bout de 40 jours.

Actuellement le malade va aussi bien que possible, il pèse 79 kilos et ne tousse plus du tout.

Voici encore une autre observation de notre pratique ; elle est intéressante en ceci que la fièvre tomba au bout d'un mois de traitement.

Mme Irma W..., 33 ans, vient consulter le Prof. Lemoine le 25 novembre 1907 parce qu'elle tousse, a de la fièvre et maigrit.

Son père est mort à 55 ans ; sa mère atteinte de tuberculose pulmonaire s'est suicidée, un frère est mort albuminurique.

Elle a une fille de 12 ans bien portante.

D'une excellente santé, Mme W... a commencé à tousser en mai 1905 à la suite d'une fausse couche de 6 semaines en avril.

Depuis elle a toujours toussé sans arrêts ; elle a eu des hémoptysies en janvier et juillet 1906. Depuis octobre 1905 elle se plaint de sueurs nocturnes ; l'après-midi elle est habituellement fébrile. Depuis un an et demi elle crache abondamment surtout le matin, crachats épais jaune verdâtre.

L'examen a dénoté la présence de bacilles de la tuberculose.

Depuis quelques jours son état général est mauvais, la fièvre élevée, la malade très oppressée n'a pu que difficilement faire le voyage de Lille. Elle tousse, dit-elle, jour et nuit, transpire énormément et crache beaucoup, elle pèse 49 kilos 500.

A l'examen je trouve qu'elle a la peau très chaude, le thermomètre monte à 40°, sa face est vultueuse, la langue sale un peu sèche. Le pouls est à 136.

A l'auscultation je constate qu'à droite il existe de l'exagération des vibrations thoraciques, une respiration rude, de la bronchophonie, de la pectoriloquie aphone quelques craquements et des sous-crépitants humides surtout en arrière. A gauche rien d'anormal.

Je la soumets au traitement par la paratoxine, 4 pilules par jour, et je la prie de se faire faire des injections sous-cutanées de paratoxine, une personne de son entourage, dit-elle, peut facilement s'en charger pour en avoir l'habitude (morphinomean).

Je conseille la suralimentation au moyen de féculents, d'œufs, et de viande crue. Comme antithermique de la quinine associée à l'ergot de seigle o gr. 25 de chaque pour un cachet à prendre à 11 heures du matin.

Je revois la malade le 7, depuis le 4 la température n'a pas dépassé 39°, la veille elle est restée aux environs de 38°4. La malade souffre d'une constipation opiniâtre depuis quelques jours. L'état général est meilleur, les oppressions moindres, les forces plus grandes, les sueurs diminuent et l'appétit est excellent. Elle pèse 50 kilos.

Je prescris une purgation saline et la continuation du traitement par la paratoxine. Je supprime la quinine.

Le 24 décembre la malade me revient transformée, *en 1 mois, l'apyrexie est complète* ; depuis le 16 elle est à 37°, elle tousse très peu, ne crache presque plus, son appétit augmente, elle se déclare guérie. Et de fait je trouve que les signes stéthoscopiques ont disparu, sauf un peu de rudesse respiratoire et de bronchophonie. Le 10 mars elle est en excellente santé et pèse 55 kil. 500. Il n'y a plus de bacilles de Koch dans ses crachats.

Le 17 octobre, elle fait une poussée de grippe qui occasionne un réveil de la maladie ; mais au bout d'un mois de traitement par la paratoxine seule, tout rentre dans l'ordre normal.

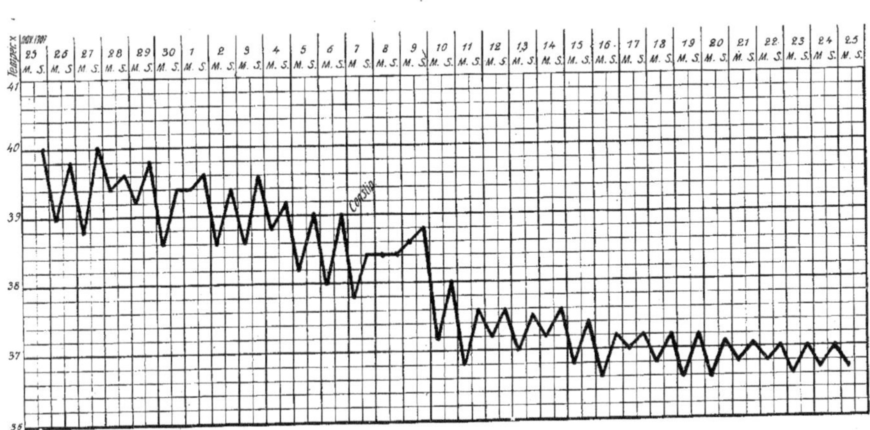

Constip.

La malade revue en février 1909 se porte à merveille, elle pèse 63 kil. 200 et ses lésions sont complètement cicatrisées ; il reste un peu de rudesse de l'inspiration, une expiration prolongée ; l'emphysème a succédé à la tuberculose.

Les *sueurs nocturnes* ne résistent pas à l action de la paratoxine ; elles disparaissent d'ordinaire assez vite, même lorsqu'elles sont très abondantes. Il est bien rare que les médecins qui ont suivi notre mode de traitement se soient crus obligés d'avoir recours à l'atropine, à la belladone, à l'agaric ou aux autres multiples antisudoraux de l'arsenal thérapeutique.

Dans certains cas, après une suppression presque radicale qui durait depuis quelque temps, les sueurs nocturnes ont de nouveau fait leur apparition, mais sous l'influence du traitement à nouveau repris, elles n'ont pas tardé à rétrogresser, pour définitivement disparaître.

Le Dr Cheyron-Lagroze, de Saint-Claud, les a vu disparaître au bout de la sixième injection.

X...., 24 ans, sans antécédents héréditaires. A la veille de terminer son service militaire et à la suite d'excès vénériens commence à maigrir et à tousser. Est pris brusquement d'hémoptysie avec fièvre légère. Il rentre alors dans sa famille. Appelé à le voir, je constate que ce jeune homme est pâle, essoufflé, sans appétit, fièvre vespérale légère (37° 5, 37° 7). Crachats rouillés, parfois hémoptoïques, sueurs nocturnes abondantes. Le malade constate qu'il a beaucoup maigri. A la percussion : submatité dans la fosse sous-épineuse droite. A l'auscultation : craquements secs, expiration prolongée.

Je prescris les injections de paratoxine, deux ampoules tous les deux jours ; à *la sixième injection*, la toux diminue, les crachats deviennent muqueux, *la fièvre et les sueurs disparaissent*, l'appétit se réveille.

A la douzième tous les accidents ont disparu. Plus de craquements, il reste une légère submatité et un peu d'expiration prolongée. L'appétit est excellent, le malade a gagné 2 *kilos.*

La *toux* est un des symptômes qui sont vite amendés, par contre pour disparaître, elle exige des malades quelques mois de patience et d'un traitement méthodiquement suivi. La date de sa disparition est très variable ; elle oscille entre quatre et cinq semaines et plusieurs mois ; dans plusieurs observations on ne signale sa disparition définitive qu'au bout d'une année et même davantage. Tout dépend pour elle de la manière dont se comportent les signes physiques : sous-crépitants, râles de bronchite et craquements. La diminution et la disparition de la toux est parallèle à celle des bruits humides et des craquements.

La toux est considérablement diminuée au bout de quatre mois dans l'observation suivante du Dr Jacowski, de Vermand :

D..., employé des contributions indirectes. 1906 Mai ; hémoptysie, induration du poumon droit. Se soigne chez lui. En octobre part à Lésins ; Avril 1907 revient de Lésins très engraissé, mais avec persistance de tous les signes stéthoscopiques. 24 octobre : congestion du poumon droit tout entier ; guérison de cette poussée le 23 novembre.

20 décembre : malade très amaigri (144 livres) ; première injection de paratoxine 2 cc. tous les 2 jours jusque fin février. Arrêt pendant 15 jours pendant lesquels il prend des pilules de paratoxine ; puis reprise des injections jusque fin avril.

Diminution considérable de la toux. Expectoration blanche, très peu considérable. Engraissement (156 livres).

Amélioration très notable de tous les signes physiques et fonctionnels.

En septembre 1908, le malade qui avait été obligé, bien entendu, d'abandonner sa situation, rentre dans les cadres de l'administration.

N.-B. — Opéré en octobre 1906 d'un abcès de la marge de l'anus par le Pr Roux, de Lausanne.

Le Dr Perreau signale dans une observation précitée (voir poids) la *disparition complète de la toux au bout du huitième mois* de traitement.

Le Dr Pailliart, de Saint-Jean-de-Bournay, nous écrit que chez tous ses malades la paratoxine a modifié heureusement la *toux*, les sueurs, l'appétit, les forces et les signes pulmonaires.

L'*expectoration* est très intéressante à étudier chez les tuberculeux de la deuxième période. Au début du traitement, l'expectoration est muco-purulente, sinon franchement purulente, les crachats sont ou très abondants et faciles à expectorer, ou bien ils sont rares et difficiles à détacher.

Lorsque l'expectoration est abondante, au bout d'une à deux semaines elle diminue et son aspect change, la coloration jaune verdâtre fait place à une couleur blanc jaunâtre, puis nettement blanche spumeuse et aérée. Si au contraire les crachats étaient primitivement épais et difficiles à détacher, on les voit très rapidement se fluidifier et s'éliminer avec une facilité remarquable.

Nous devons dire que dans certains cas toutefois l'amélioration de ce symptôme s'est fait attendre ; il n'en reste pas moins vrai que si le temps pour y parvenir a été plus long, l'amélioration ne s'en est pas moins accusée durable. Car il faut bien le dire c'est parmi les tuberculeux de la deuxième période que nous avons obtenu et que les autres ont obtenu le plus grand nombre d'améliorations et de guérisons.

L'examen bactériologique a permis dans presque tous les cas de constater une *diminution sensible du nombre des bacilles*. Le Dr Hervé l'a déclaré chez tous les sujets qu'il avait en traitement ;

« et ce phénomène, dit-il, nous a semblé d'autant plus intéressant à signaler qu'il a été noté chez douze malades après des périodes d'injections variant de quatre à quinze semaines. »

Nous avons observé et d'autres l'ont fait en même temps que nous, que non seulement le nombre des bacilles diminuait progressivement, mais qu'ils disparaissaient au bout d'un temps variant entre 6 mois et un an de traitement. De plus la *flore microbienne associée s'appauvrissait* parallèlement ; si bien que dans une préparation on ne retrouvait, à la fin, que quelques groupes de streptocoques et staphylocoques, etc., en un mot peu de chose.

Dans quelques cas, heureusement rares, le nombre des bacilles est resté pour ainsi dire stationnaire, parfois il a augmenté, cela se passait chez des tuberculeux à évolution rapide et chez lesquels il a été impossible d'empêcher le passage à la troisième période et un exitus prochain.

Modifications de l'état physique. — Les modifications de l'état physique se manifestent lorsque l'état fonctionnel est déjà bien amélioré ; elles sont d'autant plus appréciables que les symptômes étaient plus accusés au début ou au cours de la tuberculose.

Les *râles humides* sous-crépitants, sibilants, râles muqueux et craquements diminuent peu à peu et dans l'ordre suivant le plus souvent : tout d'abord les râles muqueux deviennent moins nombreux, pour disparaître au bout de quinze jours à trois semaines de traitement ; c'est ensuite le tour des sibilants. Les sous-crépitants persistent généralement jusqu'au deuxième ou troisième mois, les craquements demandent au moins quatre mois pour disparaître définitivement. Il est évident que ces limites que nous donnons ne sont qu'une moyenne obtenue avec un grand nombre d'observations ; il est des cas où l'amélioration a été plus rapide ; il en est d'autres où elle s'est produite avec plus de lenteur.

Voici à ce point de vue trois observations intéressantes, la première du Dr Pailliart :

R..., 28 ans, tousse depuis six mois, a maigri de 6 kilos, expectore abondamment, transpire la nuit, mange peu, a eu un peu de diarrhée, des points de côté, de l'essoufflement ; trois hémoptysies dont la dernière très abondante, pas de fièvre. Signes physiques : en arrière et à droite au sommet : craquements secs, submatité, respiration saccadée, diminution du murmure vésiculaire dans les 2/3 inférieurs. A droite et devant au-dessous de la clavicule râles sous-crépitants, muqueux et cavernuleux.

La première série de 15 injections de 2 cc. tous les 2 jours alternée avec 4 pilules amène au bout de 15 jours : diminution de la toux, expectoration, sueurs, relèvement de l'appétit, du poids et des forces.

Concurremment *les râles cavernuleux ont fait place à des craquements secs : ceux-ci derrière sont en voie de disparition.*

Ces signes sont heureusement modifiés par une deuxième série de 15 injections pour *disparaître complètement à la fin de la quatrième série.*

Ce malade, en traitement depuis le 1er décembre 1907, était guéri en avril 1908.

Depuis il a été appelé à faire une période d'instruction militaire et a fait ses 28 jours en montagne, avec le sac, sans fatigue ni essoufflement.

Il est reparti pour Paris où il exerce le métier de menuisier.

La deuxième est du Dr Flour, de Bray-sur-Somme.

Il s'agit d'une jeune religieuse de l'hôpital de Bray. Pleurésie droite en juillet 1906, non soignée par moi, pas de ponction. Quand je vois la malade, l'épanchement est résorbé. Elle est extrêmement faible et amaigrie. L'examen décèle des signes de tuberculose au second degré au sommet droit. Traitement par le méthylarsinate de soude en injection. L'état général s'améliore un peu, l'état local reste stationnaire.

Vers janvier 1907 je commence la paratoxine : 1 cc. tous les jours.

Très vite l'état général devient bon, l'appétit augmente. Chaque semaine, une augmentation de poids est constatée.

Au bout d'un mois les signes stéthoscopiques s'amendent et au bout de six mois environ je constate simplement un peu de rudesse dans la respiration.

Elle a pu reprendre son service. J'ausculte la malade maintenant encore tous les mois et je constate le maintien de la guérison.

Quant aux *altérations du murmure vésiculaire*, elles se comportent de deux façons bien distinctes ou bien tout rentre dans la normale au bout de 6 mois à un an, ou bien tout reste stationnaire alors que le malade se porte à souhait et vaque à ses occupations comme s'il n'avait jamais été souffrant.

La troisième est du Dr Perreau, de Saumur.

Mlle J. F..., 25 ans, pas d'antécédents héréditaires, se présente à ma consultation 1er mars 1908.

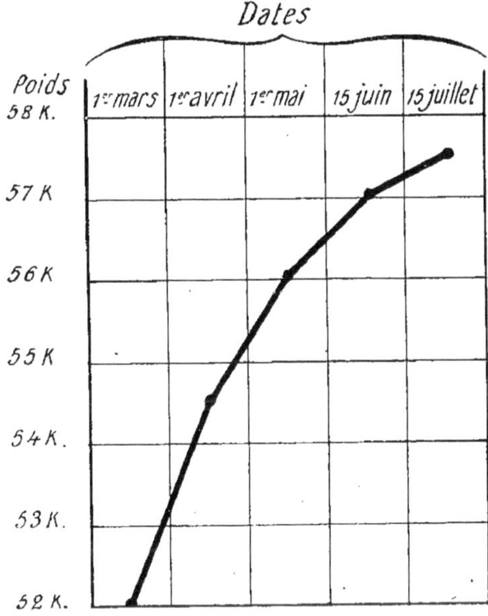

Submatité au sommet et dans la région sous-axillaire gauche, craquements généralisés, souffle à la base, toux sèche, fréquente, expectoration, sueurs nocturnes, température le soir, anorexie, amaigrissement depuis huit mois. Poids : 52 kilos.

Injection de paratoxine de 1 cc. tous les jours et 2 pilules de paratoxine aux deux repas.

1er avril. Poids : 54 kil. 500.

1er mai. Poids : 56 kilos.

On cesse les injections de paratoxine pendant 15 jours.

1er juin. Poids : 57 kilos.

15 juillet. Poids : 57 kil. 500.

L'auscultation est normale, tous les symptômes morbides ont disparu, l'appétit est revenu et la malade fait de longues promenades sans fatigue.

1er novembre : **La malade** qui depuis le 15 juillet a cessé tout traitement a conservé son poids, sa santé est parfaite.

Comment expliquer cette dualité d'évolution ? Nous pensons que dans le premier cas, c'est-à-dire lorsque tous les phénomènes ont rétrocédé, puis disparu : bronchophonie, pectoriloquie aphone, inspiration rude et soufflante, expiration prolongée et soufflante, il s'est produit une guérison parfaite comme s'il s'était agi d'un noyau de bronchopneumonie banale, et que dans l'autre cas, il s'est produit une sorte de condensation conjonctive, fibreuse du parenchyme analogue à celle que l'on rencontre fréquemment autour des tubercules crétacés et guéris par ce processus de cicatrisation.

Observation de M. le Dr Bercher, médecin-major de 1re classe en retraite, à Alger :

M. M... A..., 20 ans, étudiant en droit, habitant Paris, a été atteint de pleurésie du côté droit en 1901, puis d'une bronchite en juillet 1906.

En août 1907, le malade a été pris subitement de points de côté douloureux à droite. En même temps la bronchite, qui semblait guérie depuis un an, a reparu. Le malade toussait et crachait le matin. Un médecin consulté lui a appliqué des pointes de feu.

La toux et l'expectoration persistent pendant tout l'hiver 1907-1908.

En juillet 1908, après un travail intellectuel assidu (2ᵉ partie du baccalauréat). M. M... A... se trouve fatigué, maigrit, tousse davantage. Pendant les vacances de 1908 passées en Bretagne, il prend, sur le conseil de son médecin, des pilules de paratoxine (sept boîtes de juillet à septembre). A sa rentrée à Paris, en octobre 1908, le malade est examiné par le Dr Chapdelaine qui conseille l'usage du gaïacol, de l'histogénol, et l'application de pointes de feu. L'hiver 1908-1909 est mauvais. En février 1909 le médecin traitant conseille le séjour à Alger.

M. M... A..., débarque à Alger, le 15 mars, je l'examine le 23 mars. Le diagnostic de la tuberculose pulmonaire au 2ᵉ degré n'est pas douteux. Au sommet gauche existe un foyer de ramollissement, de gros râles humides s'entendent en avant et en arrière. Le sommet droit, moins malade, est cependant induré (respiration rude, expiration prolongée, bronchophonie). Il n'y a ni fièvre, ni hémoptysies.

En avril 1909. M. A... commence un traitement par les injections hypodermiques de paratoxine pratiquées entre les deux épaules. Il a reçu ainsi 45 centimètres cubes de paratoxine d'avril à juin par injections de 2 centimètres cubes trois fois par semaine. Pendant ce temps il a pris aussi de l'arrhénal, puis du glycérophosphate de chaux, du tanin, de la carnine Lefrancq, etc.

A la fin de mai, les lésions du sommet gauche sont notablement améliorées, l'expectoration a diminué, les râles humides ont à peu près disparu. A droite, la matité est moins prononcée, un peu de submatité persiste seulement sous la clavicule. L'auscultation ne révèle rien d'anormal.

La radioscopie du thorax est pratiquée le 27 mai. Elle confirme l'amélioration annoncée par les signes physiques. Sur l'écran fluorescent, on ne voit pas de tache sombre à l'un ni à l'autre sommet ; les poumons semblent perméables dans toute leur étendue. Les mouvements du diaphragme pendant l'inspiration et l'expiration ont l'amplitude normale.

A la fin de juin l'amélioration s'est encore accentuée. L'appétit est bon, le sommeil parfait. La toux persiste encore le matin au réveil, mais n'amène qu'une expectoration peu abondante. Le malade mène sans fatigue la vie ordinaire, suit les cours de l'Ecole de droit, passe les examens de fin d'année, etc. Il quitte Alger le 29 juin pour rentrer à Paris, se trouvant bien plus alerte, plus vigoureux que lors de son arrivée en Algérie. Son médecin ne partage cependant pas absolument son optimisme, car pendant les 3 mois de séjour à Alger le poids du malade est resté stationnaire : 45 k. 500 pour une taille de 1 m. 60. Ni la paratoxine, ni le régime alimentaire n'ont pu amener l'augmentation de poids souhaité.

Tuberculoses pulmonaires à la 2e période traitées par les seules injections intralaryngées de Paratoxine.

C'est au Dr Hervé, de La Motte-Beuvron, que nous devons cette méthode qu'il a été le premier à expérimenter. Les injections intralaryngées de paratoxine ont donné entre ses mains des résultats tellement remarquables que nous ne pouvons faire autrement que de nous y arrêter un instant.

« Plus tard, dit le Dr Hervé, ayant à traiter une jeune fille chez laquelle des lésions pulmonaires à marche rapide étaient accompagnées d'une ulcération tuberculeuse de la corde vocale droite, nous eûmes l'idée de pratiquer des injections intratrachéales. C'était la première fois que la paratoxine était introduite directement dans les voies respiratoires. Le résultat en fut si immédiatement satisfaisant que, à partir de ce jour, nous abandonnâmes peu à peu la méthode hypodermique pour ne recourir presque exclusivement qu'à la voie trachéale. A l'exception d'une malade chez laquelle l'intolérance pharyngée fut telle que nous dûmes revenir aux injections sous-cutanées, tous nos tuberculeux en traitement reçoivent maintenant la paratoxine suivant le procédé de Mendel. Les doses injectées varient de 2 à 10 cent. tous les deux jours. »

Lorsque le Dr Hervé nous eut avertis des succès surprenants qu'il avait obtenus par les injections intralaryngées de paratoxine, nous recommandâmes à nos chefs de clinique de faire des recherches à ce sujet dans leurs services de dispensaires et dans leur clientèle privée ; en même temps nous conseillâmes aux médecins de traiter par les injections intralaryngées les tuberculoses pulmonaires à la deuxième période et particulièrement celles qui s'accompagneraient de modifications intermittentes de la voix (cassée, éraillée).

Les observations que nous avons reçues nous permettent de dire que les injections intralaryngées de paratoxine constituent à elles seules un excellent moyen de traitement de la tuberculose pulmonaire au deuxième degré.

Sous leur influence, la *température* s'abaisse régulièrement pour disparaître en deux ou trois mois ; il est des cas où elle n'est plus reparue après quelques semaines de traitement.

L'*expectoration* se tarit rapidement, ou bien se fluidifie et devient mousseuse, blanchâtre, ressemblant à l'expectoration des vieux catarrheux ou des emphysémateux en poussée de bronchite.

Le *nombre des bacilles* s'atténue d'une façon précoce au début du deuxième mois au minimum pour disparaître vers le quatrième mois du traitement.

L'*état général* s'améliore de la même façon que si le traitement se faisait par voie sous-cutanée.

Mais là où la méthode semble moins efficace, c'est dans les modifications qu'elle apporte dans l'état physique des sujets ainsi soignés.

D'une façon générale on peut dire que les injections intralaryngées de paratoxine sont moins actives que les injections sous-cutanées et qu'il faut un laps de temps plus considérable pour en arriver aux mêmes résultats.

Tuberculose pulmonaire au 2ᵉ degré traitée par les injections de Paratoxine sous-cutanées et intralaryngées combinées.

Les résultats donnés par les injections sous-cutanées de paratoxine dans les cas de tuberculose pulmonaire à la deuxième période, ceux qu'ont donnés les injections intralaryngées, nous ont tout naturellement conduits à combiner les deux modes de traitement dans le but d'obtenir des résultats plus considérables encore si possible.

Nous avons soumis un assez grand nombre de malades à ce traitement que nous appellerons : « traitement combiné ».

L'étude des observations que nous avons pu recueillir nous permet d'avancer que les malades en tirent un réel bienfait.

Non seulement l'état général est plus vite et plus favorablement influencé, mais les symptômes fonctionnels s'amendent d'une façon particulièrement rapide ; quant aux signes physiques ils suivent une évolution parallèle, et nous pouvons nous résumer en disant que la guérison est fréquente et survient au bout d'un laps de temps plus court d'un tiers qu'avec l'une ou l'autre des deux méthodes employées séparément.

Nous n'avons pas l'intention de faire à ce sujet l'étude de chacun des grands symptômes de la maladie et de poursuivre son évolution particulière, nous nous exposerions à des redites qui pourraient paraître fastidieuses. Nous nous bornerons simplement à citer quelques observations particulièrement intéressantes et dont l'étude permet de se passer de tout commentaire.

L'une d'elles nous est adressée par le Dr Voet :

Homme de 27 ans, tousse depuis 10 mois, mais travaille toujours à son métier de cordonnier. En juin 1908, il a des craquements aux deux sommets, des sueurs nocturnes et de la fièvre vespérale ; il a maigri beaucoup depuis quelque temps ; pas d'hémoptysie, pas d'antécédents héréditaires.

Je commence les injections de paratoxine le 4 juin ; tous les 2 jours, 2 ampoules jusqu'au 12 juin. A partir du 18 juin j'ajoute les injections intra-laryngées, une tous les 2 jours également.

En juillet, après deux mois de traitement, il y a une amélioration considérable : plus de fièvre, plus de sueurs, appétit excellent, le malade tousse une ou deux fois par jour, plus rien au sommet droit, encore quelques craquements à gauche.

Revu en mars 1909, l'amélioration continue, le malade a engraissé, une petite toux insignifiante, craquements disparus.

Une autre nous provient du Dr Giraud, de la Verpillière :

T..., jeune homme de 20 ans, atteint depuis 4 ans de tuberculose pulmonaire, franchement avérée ; à marche lente, mais progressive. Hémoptysies assez fréquentes, craquements aux deux sommets, infiltration de tubercules surtout dans le poumon gauche. Traité depuis 3 ans par différents confrères et par les méthodes habituelles.

Le malade maigrissait peu à peu, perdait ses forces en même temps que l'appétit. Il n'osait plus sortir, car au contact de l'air, sa toux et son expectoration augmentaient. Le traitement à la paratoxine a été commencé le 1er janvier 1908 : il y a donc actuellement plus de 10 mois, j'ai débuté par les pilules et les ampoules.

L'amélioration a été sensible dès le premier mois. Le traitement a été poursuivi régulièrement jusqu'au mois de mai. A ce moment, devant l'amélioration obtenue, j'ai laissé se reposer le malade 1 mois. Au bout de ce temps quelques nouveaux symptômes d'infiltration se manifestant, j'ai recommencé, mais au bout de 15 jours, j'ai associé en plus les injections intratrachéales, espérant dimnuer l'expectoration du matin.

Ce dernier traitement a été poursuivi assez régulièrement depuis le 18 juin avec quelques jours de repos de temps en temps. Quoique l'expectoration n'ait pas diminué d'une façon très notable, il y a cependant une amélioration très sensible.

En somme, en contrôlant l'état actuel avec celui où se trouvait le malade au moment où j'ai commencé le traitement par la paratoxine, je constate les faits suivants : l'infiltration tuberculeuse est complètement enrayée. La toux et l'expectoration n'ont plus lieu que le matin. L'appétit s'est toujours maintenu d'une façon régulière depuis le quinzième ou vingtième jour après le début du traitement. Le malade qui ne pouvait et n'osait sortir a pu au bout de deux mois faire des promenades de deux et trois heures, et cela sans inconvénient. Il dort toute la nuit sans tousser ; il n'a plus eu d'hémoptysie depuis huit mois.

De sombre et taciturne, il est devenu gai. La vie revient à mesure que le microbe semble vaincu. Je vais poursuivre le traitement, encouragé par le résultat obtenu ; d'ailleurs le père et la mère, aussi bien que le malade, sont très satisfaits du résultat acquis, d'autant plus que les médecins traitant dans les trois années précédentes n'avaient pas caché leurs justes appréhensions.

Nous ajoutons seulement une observation qui nous est personnelle.

Léon T..., 29 ans, négociant en fers à F... (P.-de-C.)

Père mort d'albuminurie, mère de tuberculose pulmonaire ; 3 sœurs et 1 frère morts tuberculeux, 1 sœur tuberculeuse vivante.

Dans son histoire on note des rhumes fréquents, alcoolisme ; réformé pour bronchite spécifique à gauche ; fait beaucoup de bicyclette.

Depuis le mois de mai 1907 : fièvre, toux, beaucoup d'amaigrissement, il a pesé 90 kilos.

D'abord amélioré, il a fait une rechute en août, il pèse 83 kilos. Il crache et l'on trouve des bacilles nombreux dans son expectoration.

Le 11 décembre, je note que le malade a de la fièvre, qu'il tousse et crache abondamment, son appétit est médiocre et capricieux, il a un peu de transpiration, le malade me dit que sa toux est très abondante la nuit.

A l'auscultation je constate que la respiration est diminuée au sommet gauche en avant, qu'elle est au contraire plus forte en arrière, un peu de bronchophonie, très peu de pectoriloquie, en avant il existe de nombreux craquements et quelques sous-crépitants humides. En arrière quelques craquements secs, pas de sous-crépitants. Je le soumets au traitement par la paratoxine et aux féculents.

Le 27 décembre : il vaque à ses occupations et son état s'est généralement amélioré.

Le 15 janvier 1908, son appétit est très bon, pas de sueurs, ses forces sont bonnes, la toux est beaucoup moins fréquente, l'expectoration à peu près tarie mais épaisse ; les vibrations

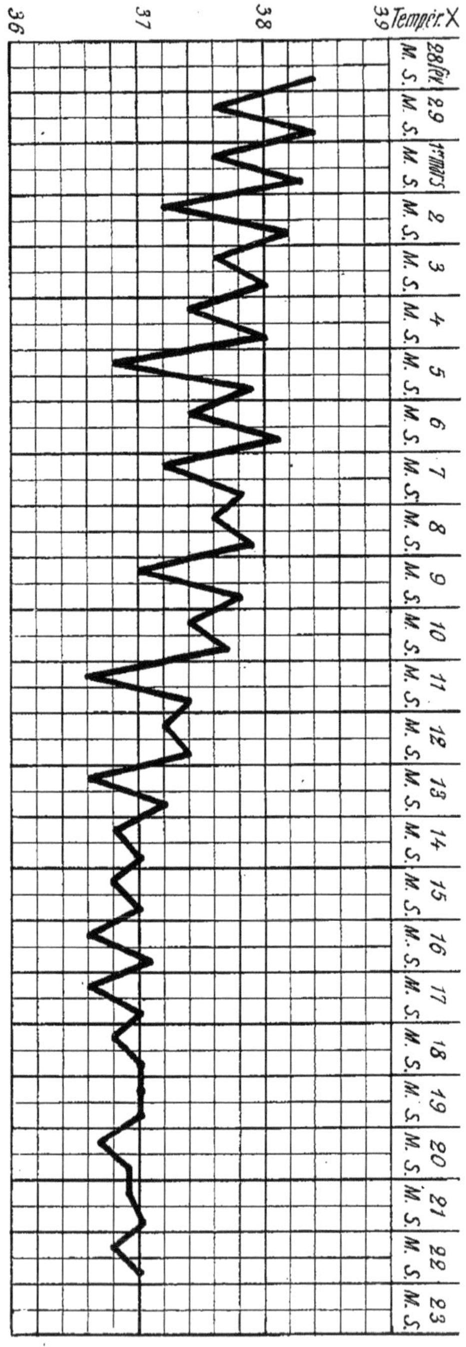

thoraciques sont normales en avant et en arrière, la respiration meilleure en avant, presque plus de bronchophonie ; les craquements sont peu nombreux, plus de sous-crépitants.

Le 28 février, le malade qui avait fait quelques écarts de régime vient se faire soigner à la maison de santé de Canteleu, où le Dr Caudron lui fait tous les 2 jours une injection sous-cutanée de 2 cc. de paratoxine et une injection de 5 cc. de paratoxine dans la gorge.

Le malade qui avait conservé un mouvement fébrile assez accentué le voit rapidement disparaître (15 jours). L'appétit augmente dans des proportions considérables.

Le malade a engraissé rapidement si bien que le 6 avril à son départ il pèse 85 kilos.

Le 28 octobre le malade s'est maintenu dans un excellent état général, il pèse 87 kilos, toutefois il existe encore quelques craquements secs et un peu d'expectoration dépourvue de bacilles.

Tuberculose pulmonaire à la 3e période.

La tuberculose pulmonaire arrivée au troisième degré et traitée par la paratoxine n'est heureusement influencée dans son évolution que lorsque la destruction parenchymateuse n'est encore qu'à son début ; dès lors la guérison est possible et l'observation suivante en fait foi ; elle nous est adressée par le Dr Pailliart, de Saint-Jean-de-Bournay :

J..., 23 ans, réformé par congé numéro 2, tousse depuis 4 mois ; a eu au régiment une pleurésie à droite, transpire la nuit, a maigri de 5 kilos, ne mange pas, a craché un peu de sang, fièvre oscillant entre 38° et 39°.

Commence par les pilules à la dose de 4 par jour, pendant environ un mois. Diminution par ce traitement des sueurs, de la toux, de l'expectoration, de la fièvre. Encouragé, il se soumet aux injections.

La première série amène la disparition d'une cavernule trouvée en arrière à droite et au sommet, et change les râles humides en râles secs.

Il passe donc bien manifestement de la troisième période à la deuxième.

Deux autres séries d'injections le *guérissent*, au point qu'il peut faire son travail depuis 3 mois. Le malade est cultivateur et fait une grosse besogne. *Rien aux poumons* à ma dernière auscultation qui date de 3 mois. Le jeune homme rencontré cette semaine (10 novembre 1908) va très bien.

Les injections de paratoxine réveillent *l'appétit* depuis longtemps perdu, les digestions se régularisent, deviennent meilleures, l'alimentation et la suralimentation sont de nouveau rendues possibles.

Dès lors l'amaigrissement diminue, puis disparaît, et il n'est pas rare de voir une *augmentation de poids* considérable lui succéder : 4 kil. 500. en l'espace de trois mois comme dans le cas du Dr Lourties, 12 kilos en 5 mois dans le suivant du Dr Bequin, du Sanatorium du Mont-Duplan.

J..., 22 ans, tuberculose au troisième degré, souffle intense sous la clavicule gauche, râles humides nombreux dans la fosse sus-épineuse. Expectoration muco-purulente peu abondante, amaigrissement, perte d'appétit, mais pas de fièvre.

Le traitement par la paratoxine est commencé en février et a été continué pendant 4 mois. Dès le second mois on constate une très notable amélioration. L'appétit et les forces renaissent, les râles diminuent, la toux cesse. A sa sortie en juillet, *le malade a gagné 12 kilos*. Les râles humides ont complètement disparu, le souffle sous-claviculaire persiste, mais beaucoup moins intense.

Revu il y a quelques jours (10 novembre 1908), le malade a conservé son bon état et va reprendre le traitement.

Le Dr Arondel, de Derval, nous communique une observation où l'augmentation de poids s'est faite d'une façon rapide puisqu'il note un accroissement de 1 kil. 500 au bout de 10 jours de traitement et de 3 kil. 500 au bout de 2 mois à peine.

Mlle Angèle K..., 49 ans, tuberculose au troisième degré poumon droit, deuxième

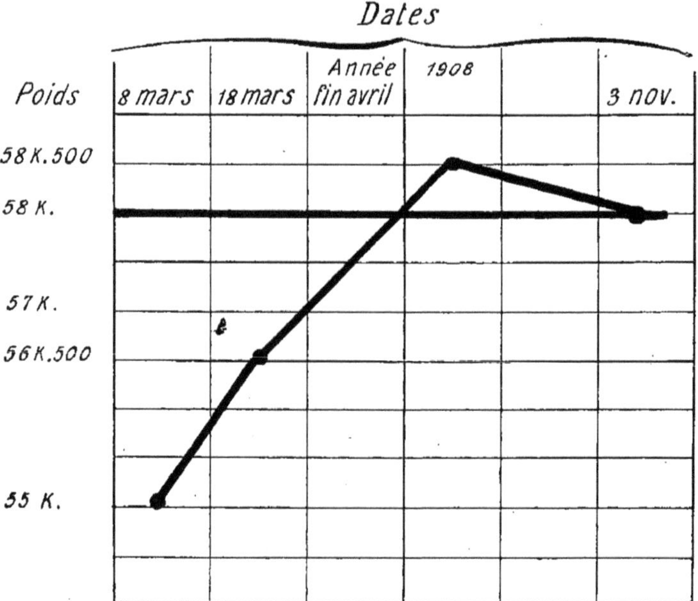

degré poumon gauche, température dépassant 38° tous les soirs, sueurs nocturnes, diarrhée, amaigrissement considérable.

Toutes les médications ordinaires n'avaient donné aucun résultat et je considérais la malade comme irrémédiablement perdue, lorsque ayant lu votre communication à l'Académie de Médecine, je me décidai à essayer la paratoxine, sans grande confiance, je vous l'avoue.

Le traitement fut commencé le 8 mars, la malade pesait 55 kilos. *Dix jours après*, l'amélioration était très sensible, l'appétit était revenu, les sueurs avaient presque disparu et la malade avait augmenté de poids dans des proportions surprenantes puisque *dans ce court espace de temps elle avait gagné* 1 *kilo* 500.

Le médicament fut continué jusqu'à la fin d'avril ; la malade prit au total 3 boîtes d'ampoules en injections et 2 boîtes de pilules.

Fin avril elle pesait 58 *kilos* 500 ; soit une augmentation totale de 3 kilos 500, les sueurs avaient presque complètement disparu et l'expectoration était à peu près nulle, 2 ou 3 crachats seulement le matin.

A l'auscultation les symptômes avaient subi une grande amélioration et l'on ne percevait plus aux sommets que quelques frottements râles.

Cet état s'est maintenu tout l'été et je n'ai été appelé à voir la malade que tout dernièrement (le 3 novembre). Elle avait pris froid et toussait davantage. J'ai constaté aux deux sommets des frottements râles très secs dus sans doute à des adhérences pleurétiques, accompagnés de sibilances disséminées dans toute la poitrine, survenues très probablement à la suite du refroidissement.

L'état général est excellent, la malade pèse encore 58 kilos, pas de sueurs, expectoration insignifiante, toux sèche, plus fréquente depuis quelques jours. J'ai recommencé les injections de paratoxine.

Les *sueurs nocturnes*, souvent si abondantes chez les malades de la troisième période, se tarissent rapidement et disparaissent assez vite ; on trouve ce fait noté dans la plupart des observations que nous possédons, on le rencontre dans les observations qui précèdent. Dans un cas où malgré le traitement le malade succombe, le Dr Flour, de Bray-sur-Somme, signale l'arrêt des sueurs qui étaient très abondantes :

Malade au commencement de la troisième période que je soumets à la paratoxine sans grand espoir à cause de son mauvais état général. *Les sueurs qui étaient très abondantes se sont arrêtées.* L'appétit est revenu, il y a même eu une légère augmentation de poids. Le malade est mort au bout de trois mois, mais je suis persuadé que la paratoxine a retardé l'évolution de la maladie.

La *gêne respiratoire* diminue dans de notables proportions et au bout de quelques mois d'un traitement suivi nous avons été heureux de constater que bien des malades pouvaient se promener sans fatigue, plusieurs même ont pu reprendre leurs occupations ; le malade du Dr Pailliart ne se trouve-t-il pas dans ce cas ?

La *toux* fréquente, grasse et quinteuse le plus souvent, trouve dans la paratoxine un excellent sédatif. Sous son influence bienfaisante *l'expectoration* se tarit et tels malades qui étaient habitués à expectorer de pleins crachoirs voient progressivement leurs crachats diminuer d'abondance et se réduire à quelques crachottements dans la journée.

Les caractères de l'expectoration changent presque toujours au bout de deux ou trois mois d'injections quotidiennes ou répétées seulement tous les deux jours mais à doses doubles ; plus vite encore si on adjoint les injections intralaryngées.

Les crachats deviennent blanc jaunâtre, puis franchement muqueux et spumeux.

Le nombre des *bacilles* diminue dans d'assez notables proportions, dans quelques observations assez rares, il est vrai, on signale leur complète disparition.

Les *signes locaux* s'amendent également, les râles humides régressent progressivement pour faire place à des râles secs et même à des frottements, puis il ne persiste qu'une respiration soufflante, de la pectoriloquie aphone, la voix caverneuse elle-même disparaît. C'est ce que l'on voit particulièrement bien mis en évidence dans les observations des D⁣ʳˢ Arondel, Bequin et Pailliart ; c'est ce que nous avons trouvé signalé dans les observations de nos élèves, c'est ce que nous avons rencontré dans notre clientèle.

La *température* elle-même ne trouve pas grâce devant la paratoxine, le Dʳ Nutte, de Montrouge, nous l'indique dans cette courte observation :

Un malade tuberculeux à la troisième période paraissait *in extremis* le 1ᵉʳ décembre, le traitement par la paratoxine est commencé le 15 ; le malade engraisse prodigieusement, dévore 12 œufs, 600 grammes de viande crue en plus de bons repas, il tousse de moins en moins, à peine quelques crachats (8 à 10), le matin.

La température vespérale qui était de 38°8 à 39 *ne dépasse plus* 37°3, 37°4.

Il y a 8 jours, il a perdu son frère de la même maladie.

J'ai prié ce malade, qui est très intelligent, de m'écrire ses impressions, il le fait et continuera, je l'espère.

Le Dʳ Guy, de Villeneuve-sur-Lot, nous signale un fait du même genre :

M. B..., 46 ans, propriétaire campagnard, riche. Atteint de tuberculose depuis deux ans ; malade, nerveux et impatient, a vu beaucoup de médecins, a essayé toutes les médications possibles sans résultat.

Appelé au début de juin, le malade pèse 44 kilos ; il a tous les soirs 37°9, 38° ; il ne mange pas, très énervé, dort mal.

Au poumon droit : caverne au sommet antérieur (diagnostiquée par le Pʳ Arnozan), gargouillement dans tout le sommet postérieur, 50 crachats nummulaires par jour. Côté gauche : respiration rude, poumon légèrement congestionné.

Après deux mois de paratoxine : 2 ampoules par jour, repos absolu et suralimentation : 12 jaunes d'œufs par jour, hypophosphides), le malade n'a le soir que 37°, 37°2, *le matin* 36°5. Dort bien, est beaucoup plus calme, moins affaissé et pèse 52 kilos.

J'alterne alors les injections de paratoxine 2 ampoules par jour avec les injections de gaïacol iodoformé, 15 jours chaque.

Au 15 octobre, le malade a pris encore 2 kilos, il pèse donc 54 kilos ; pas de fièvre, il n'expectore plus que 20 crachats en moyenne.

Les injections de paratoxine associées au repos absolu, à cause de la température, et à la suralimentation ont amené une amélioration persistante et inespérée, les meilleurs médecins ayant porté un pronostic des plus fâcheux et moi comme eux.

Sous l'influence des injections de paratoxine, on voit bien souvent que l'état général s'améliore, que les forces reviennent et l'état moral s'amende, les malades reprennent espoir.

Les signes locaux diminuent d'intensité et changent de caractères ; la température elle-même s'abaisse.

A la troisième période, les cas de guérison par la paratoxine sont exceptionnels ; nous l'avions déjà annoncé dans notre opuscule sur le traitement de la tuberculose par la paratoxine, nous le répétons à nouveau, car c'est un fait qui se dégage nettement de l'étude de nos observations personnelles, de celles de nos élèves et de celles qui nous sont adressées de toutes parts.

D'une façon générale nous pouvons dire qu'aux tuberculeux arrivés à la troisième période il ne faut pas promettre plus que ne peut donner la médication ; dans certains cas particulièrement heureux on peut escompter une guérison, dans la majorité des cas il faut savoir se contenter d'une amélioration symptomatique.

CHAPITRE II

LARYNGITE TUBERCULEUSE

Nous avons fréquemment observé la laryngite tuberculeuse secondaire chez les bacillaires pulmonaires des 2e et 3e périodes ; nous attendons encore notre premier cas de tuberculose laryngée primitive. Ce fait n'a rien de surprenant ; il s'explique aisément par cette double raison que la laryngite tuberculeuse primitive est une exception et que les malades qui souffrent de la « gorge » s'adressent de préférence aux spécialistes.

Chez les malades atteints de laryngite tuberculeuse que nous avons traités dans notre service hospitalier par les injections intralaryngées de paratoxine, nous avons constaté une amélioration évidente des symptômes fonctionnels qu'ils présentaient, et le docteur Hervé qui a soigné plusieurs sujets du même genre est complètement de notre avis.

Le docteur Labarrière, d'Amiens, dans sa communication à la *Société de Laryngologie,* a montré que les injections intralaryngées de paratoxine faites suivant la méthode de Mendel sont efficaces dans le traitement de la tuberculose du larynx, supérieures de beaucoup aux autres médications habituellement utilisées.

La *voix* éteinte d'une façon permanente ou passagère recouvre son timbre normal au bout de six semaines à deux mois de traitement, en moyenne, quelquefois beaucoup plus rapidement ; l'observation suivante en est un exemple frappant :

OBSERVATION I. (*Résumé*)

M. D..., 52 ans, vient nous consulter, en mars 1905, parce qu'il tousse, crache beaucoup, surtout le matin, sue la nuit, et maigrit considérablement depuis quelques mois. A l'examen, je trouve des manifestations tuberculeuses au 2e degré du côté du poumon droit. Je fais faire l'examen des crachats et l'on trouve des bacilles de Koch en assez grande quantité.

Je soumets ce malade au régime de suralimentation par les féculents et les viandes saignantes, mais l'amélioration tarde à se faire.

Il y a six mois M. D... vient me consulter de nouveau pour de l'anorexie et de l'aphonie survenue peu à peu. Au moment de mon examen le malade est presque aphone, on comprend avec peine les mots qu'il prononce. Sa toux est fréquente, très voilée, presque éteinte ; il a des douleurs lorsqu'il avale ses aliments.

Le malade fut examiné spécialement au point de vue de son larynx et l'on trouva des signes de laryngite tuberculeuse évidente, particulièrement une petite ulcération de la corde vocale du côté gauche, entourée d'une zone rougeâtre très congestive.

Le malade est alors soumis aux injections intra-laryngées de Paratoxine à raison d'une injection tous les deux jours de 4 cc. En même temps je fis pratiquer des injections sous-cutanées du même produit de 2 cc. tous les deux jours.

Le résultat de cette médication fut qu'au bout de six semaines de traitement le malade avait engraissé de 1 k., que sa toux avait presque complètement disparu, que ses crachats très rares contenaient très peu de bacilles et que la voix était redevenue claire comme avant sa maladie.

Les aliments solides passaient avec la plus grande aisance : les lésions anatomiques du larynx avaient disparu.

Quant aux lésions pulmonaires, elles étaient presque complètement effacées et ne manifestaient leur présence au sommet droit que par une exagération des vibrations thoraciques, de la bronchophonie, une inspiration rude ; mais de râles, point.

J'ai revu le malade le 29 juillet 1908, il se porte à merveille, et se livre à ses occupations journalières, assez pénibles, sans en être le moins du monde incommodé. Ses crachats ne renferment plus de bacilles de Koch.

Dans cette observation on voit que la voix a recouvré son timbre normal au bout de huit jours seulement.

Dans l'observation suivante la voix est redevenue normale au bout de dix jours.

M. Désiré M..., 44 ans, journalier, se trouvait au lit voisin du précédent. Il entre le 6 août 1907. Atteint de tuberculose pulmonaire à la 3e période du côté droit (grande caverne), à la 2e période à gauche (ramollissement), il s'aperçut un jour qu'il ne pouvait plus parler ; le début brutal, en apparence, de cette aphonie avait été précédé par des périodes où la voix s'assourdissait ou s'éraillait. M... fut alors envoyé à la consultation du Professeur agrégé Gaudier ; on constata l'existence d'une laryngite tuberculeuse avec ulcération.

Pendant quelque temps, M... fut soumis aux injections eucalyptolées ; comme elles ne donnaient rien, et que les douleurs apparaissaient au moment de la déglutition, nous avons alors employé les injections intra-laryngées de Paratoxine.

L'effet s'en fit rapidement sentir : au bout de dix jours de traitement, à raison d'une injection de 4 cc. tous les jours, la voix était devenue presque normale ; la toux était bien timbrée, mais très humide et toujours très abondante. Tout allait bien de ce côté, lorsque le malade eut une poussée congestive très accentuée à la région moyenne du poumon droit. Il mourut au bout de huit jours.

L'autopsie fut faite par le professeur Curtis, aidé de l'interne de service, M. Paquet ; ils trouvèrent des lésions classiques de tuberculose avec caverne, pneumonie caséeuse, foyers de ramollissement. Mais ce qui, pour nous, est très intéressant, c'est l'examen du larynx, qui montra des lésions tuberculeuses çà et là disséminées sur la muqueuse laryngée. Les lésions situées à la partie antérieure étaient toutes cicatrisées ; les lésions situées sur les cordes vocales à la face postérieure du larynx étaient au contraire tuberculeuses en période d'activité. Les cordes vocales présentaient une cicatrice récente de lésion.

Cette observation est des plus intéressantes, car elle montre, d'une façon indubitable, que la Paratoxine est capable d'amener la cicatrisation d'ulcérations tuberculeuses, qu'elle est douée d'un pouvoir curateur local, puisque les ulcérations cicatrisées se trouvaient à l'endroit où le liquide injecté avait pu glisser sur elles et séjourner dans leurs excavations. Comme il n'a pas touché les lésions siégeant à la partie postérieure, elles ont continué leur processus évolutif.

Nous avons d'autres cas de disparition de laryngites tuberculeuses, mais nous avons eu surtout en traitement des malades qui suivaient leur traitement d'une façon très irrégulière. Nous ne pouvons rapporter leurs observations, qui sont incomplètes ; mais nous pouvons toutefois affirmer que toutes nos laryngites tuberculeuses s'améliorent rapidement, beaucoup plus sûrement qu'avec n'importe quel autre agent médicamenteux. Les injections de Paratoxine ne sont pas douloureuses, elles ne provoquent pas de quintes de toux, elles calment très vite les douleurs.

Dans une troisième observation qui nous est encore personnelle puisque ce malade était traité dans notre service de l'hôpital Saint-Sauveur, la voix a repris son timbre habituel au bout de six semaines.

M. Prosper B..., 42 ans, chaudronnier, entré à Saint-Sauveur, salle St-Louis n° II, le 6 août 1907, pour de la tuberculose pulmonaire à la 3e période : cavernes bilatérales, craquements humides, gargouillement, fièvre, sueurs, amaigrissement considérable. Au bout de quinze jours, le malade se plaint de douleurs assez vives au moment de la déglutition, il nous dit aussi que le matin sa voix se casse, puis s'éclaircit dans la journée, pour se voiler et s'éteindre le soir.

La toux est abondante, les crachats sont d'aspect purulent et sont nummulaires ; ils renferment de nombreux bacilles de Koch. On conseille des insufflations à base de cocaïne et de menthol. Ces insufflations ne calment guère la laryngite, elles semblent même l'augmenter, car le malade ne tarde pas à se plaindre de violentes quintes de toux qui suivent ces insufflations chaque fois qu'on les répète.

On remplace alors ces insufflations par des vaporisations d'eau cocaïnée à 1/30 ; la douleur à la déglutition s'apaise, mais la voix et la toux s'éteignent de plus en plus ; l'état général devient mauvais.

On injecte alors de la Paratoxine ; une injection de 3 cc. tous les jours. Au bout de huit jours il se produit une amélioration notable ; la déglutition n'est plus douloureuse, quoiqu'on ait cessé les pulvérisations cocaïnées ; la voix revient, la toux est beaucoup moins rauque. En même temps l'appétit semble revenir, les sueurs diminuent d'une façon notable. Le malade nous dit aller beaucoup mieux.

Nous continuons donc les injections intralaryngées ; au bout de dix jours, c'est-à-dire au 18e jour du traitement, nous sommes heureux de constater que la voix est claire, que si la toux est grasse, humide encore, elle a retrouvé son timbre normal ; elle est moins fréquente et moins impérieuse.

Le malade, se trouvant bien, a voulu à toute force sortir de l'hôpital, le 26 août.

Nous avons souvent remarqué que la douleur à la pression du larynx s'atténuait assez rapidement.

Grâce aux injections intra-laryngées de paratoxine, la *dysphagie*, si pénible chez les porteurs de tuberculose laryngée s'apaise progressivement pour permettre l'alimentation habituelle. Sa disparition est notée au bout de six semaines dans la première observation précitée, de huit jours dans la troisième observation.

Le docteur Richez de Paris, chez un malade soigné à sa clinique par le docteur Cousteau note la diminution rapide de la dysphagie grâce aux injections de paratoxine (12 injections seulement).

M. Clem... se présente à la clinique le 17 septembre 1907. Est enroué depuis un mois, a de la dysphagie depuis deux mois. Laryngite bacillaire avec œdème au niveau des bandes ventriculaires et une ulcération sur la face interne de l'aryténoïde droit. Au mois de mars, les lésions sont beaucoup plus marquées ; les deux bandes ventriculaires et l'épiglotte sont recouvertes d'ulcérations. La dysphagie est beaucoup plus accentuée. On fait, à partir de ce moment, des injections intralaryngées de paratoxine B et des injections hypodermiques de paratoxine A.

Les résultats furent très satisfaisants. L'état général s'améliora rapidement, le malade engraissa et la *dysphagie diminua* après 12 injections seulement, il fut en état de partir à la campagne.

Dans une seconde observation, le même auteur note une même diminution de la dysphagie après une douzaine d'injections.

M. J... vient à la clinique le 23 mars 1908. Il présente une laryngite bacillaire avec infiltration de l'épiglotte et des bandes ventriculaires masquant les cordes vocales inférieures.

Traitement par la paratoxine A et B. Amélioration très nette de l'état général. La dysphagie diminue très notablement, après une douzaine d'injections environ. A ce moment, le malade ne vient plus, je ne sais pour quel motif.

Au point de vue local, chez les malades traités au début de leur laryngite bacillaire, on constate vers le deuxième ou troisième mois de traitement, parfois plus tôt, une diminution graduelle de la tuméfaction et de la rougeur de la muqueuse dans la région aryténoïdienne.

Le docteur de Langenhagen en signale une observation typique.

Homme de 33 ans, laryngite depuis juillet 1907 ; en septembre, infiltration de la corde vocale gauche et de temps à autre phénomènes congestifs passagers des poumons. Arrivée à Menton fin février 1908 ; les sommets paraissent indemnes, la corde vocale gauche est rouge, gonflée. Bon état général, amaigrissement léger, pas de fièvre. Cure hygiénique rigoureuse : six semaines. Injections intralaryngées de paratoxine, six d'abord, puis injections intralaryngées de paratoxine alternées avec huile goménolée, 12 de chaque. Très bon résultat, diminution notable du volume de la corde vocale, de coloration blanc terne avec quelques stries rosées rares.

En juin, le malade nous accuse une nouvelle amélioration.

Chez les malades plus avancés on constate des modifications importantes dans l'aspect et l'étendue des lésions.

Les érosions des bandes ventriculaires prennent un meilleur aspect ; leurs bords deviennent plus nets et moins granuleux, le tissu avoisinant se décongestionne et prend une coloration blanchâtre.

Les ulcérations qui ont été en contact direct avec la paratoxine se cicatrisent et les ulcérations prennent une coloration blanche, lactescente.

Le docteur Charlier d'Asnières a employé la paratoxine dans une vingtaine de cas, dans presque tous, dit-il, il y a eu action utile. Dans deux cas de lésions bacillaires accompagnées de lésions laryngées très sérieuses, il a obtenu une amélioration de l'état général et une atténuation des symptômes locaux.

L'un des sujets, une femme de 40 ans, nerveuse, dyspeptique hyperchlorhydrique avec poussées aiguës, malade depuis trois ans, soumise aux injections de paratoxine depuis un an, 3 par semaine.

Elle présentait une ulcération de la corde vocale supérieure avec infiltration de toute la moitié gauche du larynx, adénopathie périlaryngée, douleurs vives à la déglutition, *son larynx se nettoie* ; *il n'y a plus du tout de douleurs* et je compte avec de la persévérance arriver à une guérison complète, au lieu que le traitement antérieur, suivi aussi régulièrement que possible depuis plus d'un an, n'empêchait pas les lésions d'augmenter peu à peu. A plusieurs reprises j'ai interrompu la paratoxine, la remplaçant par de l'huile à l'eucalyptol (pour ménager la bourse de cette personne très gênée), chaque fois la malade m'a demandé de revenir à la paratoxine au bout de quinze jours, trouvant plus de soulagement dans ce traitement.

L'autre malade, une femme de 30 ans, malade depuis un an, sans poussées aiguës, très bien améliorée par plusieurs mois de paratoxine, a cessé ce traitement pour aller vivre au grand air à la campagne. Bon état général. A continué à s'y améliorer, mais après cinq mois de cette vie je l'ai revue, ses poumons et son larynx avaient empiré.

J'ai repris la paratoxine depuis un mois et *il y a de l'amélioration au point de vue local, surtout en ce qui concerne le larynx*. L'aryténoïde gauche qui était gros deux fois comme un noyau de cerise diminue de volume et je crois que là encore à force de persévérance on peut escompter un succès.

Cet ensemble de faits démontre suffisamment que la paratoxine en injections intralaryngées est capable d'amener la cicatrisation d'ulcérations tuberculeuses, et qu'elle semble douée d'un pouvoir curateur par action locale bactériolytique. Les injections intra-laryngées de paratoxine ont, en outre, un grand avantage, c'est que faites suivant la technique de Mendel, elles n'occasionnent aucune quinte de toux ni vomissements. Sauf chez les sujets trop nerveux, elles peuvent donc se pratiquer en n'importe quel moment de la journée, même aussitôt après le repas. Elles sont souvent mieux supportées que les injections sous-cutanées.

CHAPITRE III

ENTÉRITE TUBERCULEUSE

L'entérite tuberculeuse se rencontre de temps à autre chez les tuberculeux pulmonaires, particulièrement chez les sujets arrivés à la troisième période de la maladie.

La paratoxine semble avoir une action d'arrêt dans l'évolution de la tuberculose intestinale ; très rapidement elle diminue le nombre des selles, supprime la diarrhée et calme les douleurs lorsqu'elles existent, ce qui n'est pas la règle.

La première observation que nous avons à signaler concerne une infirmière de l'hôpital, tuberculeuse pulmonaire à la troisième période, presque mourante. Depuis huit jours elle présentait des selles profuses, jusqu'à 40 selles liquides par jour. Nous avons prescrit une cuillerée à bouche de paratoxine le matin, une le soir : le lendemain, la malade n'avait plus que 6 selles dans le courant de la journée. La médication fut continuée à la même dose et le surlendemain elle n'avait plus qu'une seule selle.

La mort de la malade nous empêcha de poursuivre nos expériences.

OBSERVATION II

Salle St-Louis, n° 3, au lit 8, se trouvait en mars dernier un tuberculeux à la 3ᵉ période, atteint de diarrhée tuberculeuse. Pendant une dizaine de jours il eut en moyenne 12 à 15 et 20 selles par jour, que rien ne pouvait arrêter : ni opium, ni bleu de méthylène, ni astringents.

Soumis à l'action de la Paratoxine, voici ce qui s'est passé. Le malade le jour avant le traitement eut 22 selles, on prescrivit une cuillerée à soupe de Paratoxine, le lendemain 12 selles ; on donne 2 cuillerées à soupe, le 3ᵉ jour, 3 selles ; on continue ce traitement, le 4ᵉ jour 1 selle moulée ; on cesse le traitement, la diarrhée ne s'est pas reproduite ; le 8ᵉ jour on fut obligé de purger le malade qui n'avait pas été à la garde-robe.

OBSERVATION III

Mme V... G., âgée de 39 ans, est atteinte de tuberculose pulmonaire à la 3ᵉ période ; depuis huit jours elle présente de la diarrhée incoercible, que n'ont pu vaincre les médications habituellement employées. Elle est mise aussitôt au traitement par la Paratoxine : le 20 août elle absorbe 2 cuillerées à soupe de produit, le lendemain elle n'a plus que 14 selles ; le 21 août elle prend 2 cuillerées et n'a plus que 6 selles ; le 22 août 3 cuillerées à soupe, 2 selles ; le 23 août, 1 cuillerée à soupe, une selle. — La diarrhée n'a plus reparu.

OBSERVATION IV

Salle St-Louis, n° 9, entre fin mai un tuberculeux de la 3e période avec diarrhée profuse que rien n'a pu arrêter ; il a de la lienterie, l'amaigrissement est rapide, le malade fond à vue d'œil ; on lui prescrit le 2e jour 4 cuillerées à soupe de Paratoxine : le lendemain il a 15 selles ; le 3e jour, 3 cuillerées à soupe, 7 selles le lendemain ; le 4e jour, 2 cuillerées à soupe, 5 selles ; le 5e jour, 1 cuillerée à soupe, 2 selles ; le 6e jour, 2 cuillerées à soupe, pas de selles. On cesse : le lendemain 4 selles ; on donne une cuillerée à soupe, 1 selle ; on cesse, 3 selles ; on recommence le lendemain, pas de selle.

Le docteur Vandeputte nous en donne une observation tout aussi concluante.

Jeune femme de 34 ans, atteinte de tuberculose à la 2e période, grossesse à peu près normale, deux mois après l'accouchement les phénomènes tuberculeux qui s'étaient amendés reprennent de plus belle, foyer de congestion tuberculeuse et passage à la 3e période ; au bout de trois semaines, diarrhée intense 20 à 30 selles, liquides, très fétides. La Paratoxine est administrée sous forme de pilules 10 par jour ; le lendemain, selles moins nombreuses, mais bilieuses, une douzaine ; le surlendemain, 8 selles très bilieuses mais presque sans odeur. Le 4e jour la malade avait une selle moulée, deux dans la journée. Pendant deux mois la diarrhée a cessé ; mais la malade est morte ; un nouveau foyer de broncho-pneumonie l'a emportée en trois jours.

On peut également, pour ce traitement, employer les ampoules de paratoxine B, dosées à 5 cc. On en donne une ou deux par jour dans un peu d'eau aromatisée avec du sirop de groseille.

PÉRITONITE TUBERCULEUSE

La péritonite tuberculeuse est heureusement influencée par la paratoxine. Parmi plusieurs observations nous en reproduisons trois.

D'abord celle du Dr E. Besson, de Paris.

Jeune fille 29 ans. — Hérédité bacillaire et arthritique. Hémoptysies minimes en 1906 et 1907. — En 1907, bacillose pleurale à grand fracas ; médication ordinaire : révulsion répétée, tanniques, etc.

Début 1908 l'état est le suivant : frottements pleuraux 1/3 inférieur du poumon droit en arrière. Induration du sommet gauche.

En mai 1908 : hémoptysie due au sommet *droit* et *poussée de tuberculose péritonéale.* Au bout de 1 mois je fais commencer la Paratoxine. Amélioration rapide. Fin juin la malade est debout, sans fièvre, sans toux, valide et forte, ayant repris de l'embonpoint.

On continue la Paratoxine. — L'examen révèle : même état de la base gauche ; sommet droit sans aggravation ni diminution des signes, à la base droite on a l'impression de petits frottements, par zones disséminées et variables de jour en jour.

En fin juillet, toux, crachats, apparition d'un foyer dans la fosse sous-épineuse à gauche, avec température qui s'éteint en douze à 15 jours.

On reprend la Paratoxine, qu'on avait cessé d'injecter, le foyer s'éteint et finit par disparaître complètement à l'auscultation.

En octobre nouveau foyer à la base gauche (près de la colonne) avec 40° et douleur extrêmement vive. Ce foyer est en voie de disparition comme le précédent, mais plus lentement.

Actuellement en plus des signes révélateurs de ce foyer de la base gauche, il y a des signes de ramollissement progressif du sommet droit avant.

En somme, évolution *extrêmement ralentie,* semble-t-il, d'une bacillose d'allure aiguë. Etat général satisfaisant.

La Paratoxine a été à peu près sans interruption (en quelque sorte par enthousiasme) continuée jusqu'à ce jour.

Aucun phénomène d'intolérance à l'usage prolongé. A la fin du premier mois, il y avait eu une congestion hépatique intense avec une sensibilité très grande, sans ictère ; évacuations bilieuses. Rentrée dans l'ordre spontanée.

Depuis octobre l'amélioration s'est maintenue et même continuée. Pas de poussée nouvelle aiguë. Actuellement nous avons ce qui suit : Pas de toux, pas d'expectoration (l'une et l'autre intenses autrefois et avec bacilles).

A la percussion : submatité base gauche arrière et submatité sous-claviculaire droite.

Auscultation : sommet droit avant, frottements secs ; zone pul. s.-axill. droite : frottements très légers.

A gauche : souffle et frottements pleuraux sans modifications depuis sept mois à base gauche près de la colonne.

Pouls 84. Pas de dyspnée ; température maxima 37° 2. La malade vit à la maison, travaille normalement. Sorties fréquentes. Engraissement entre avril 1908 et mai 1909 : *dix kil.*

En somme situation désespérée en décembre 1907, fort améliorée en 1908 vers juillet-août.

Après la poussée aiguë *très inquiétante* d'octobre 1908, la situation est actuellement (juin 1909) meilleure qu'elle n'a jamais été.

A noter : la poussée de péritonite bac. (diagnostic confirmé par un confrère autorisé) n'a pas récidivé ni laissé de traces.

Comme on le voit, plus d'un an après la péritonite bacillaire n'avait pas récidivé.

Observation du Dr Trombert, d'Evian :

Le 25 février 1909, je suis appelé auprès de la jeune B..., âgée de 6 ans. Elle présente les symptômes de Péritonite tuberculeuse, diagnostic posé par le Professeur Bard, de Genève, qui vit l'enfant en consultation. Le ventre est tendu météorisé, douloureux principalement dans la région péri-vésicale ; il existe une ascite légère, des vomissements, une température oscillant de 38 à 39°. Par la palpation on sent des masses indurées, granuleuses, dans les fosses iliaques, principalement à gauche.

Le traitement institué et se composant de badigeonnages à l'icthyol sur l'abdomen et des lavements créosotés ne donne aucun résultat.

Le 2 mars, je commence les injections hypodermiques de paratoxine de 1 centimètre cube.

Le 3 mars, la température tombe à 36°5 le matin, et dès ce jour se maintient à la normale. L'appétit reprend, les masses indurées diminuent et disparaissent peu à peu. Le ventre reprend son volume normal, l'ascite disparaît.

On continue les injections pendant un mois et, au bout de ce temps, l'enfant qui a repris son embonpoint et son activité habituels part à Leysin, faire une cure d'altitude.

Cette observation, à laquelle l'autorité du Professeur Bard donne une valeur toute particulière, montre que le début de l'amélioration peut être extrêmement rapide chez les enfants.

Observation du Dr B..., de S.-M. (Vendée) :

Il s'agit d'un jeune homme de 19 ans, M. R..., cultivateur à T..., Vendée.

Hérédité bonne, antécédents normaux, pas de maladies graves jusqu'ici.

Le 4 mars 1908, ce jeune homme se présente à ma consultation avec le signes habituels de la péritonite tuberculeuse. L'ascite est considérable et la respiration diaphragmatique gênée.

Le 6 mars, les symptômes s'accentuant, et l'état général devenant mauvais, nous proposons à la famille une paracentèse abdominale et demandons, à cet effet, en consultation, le docteur D..., de B...

Opération le 9 mars. Evacuation de neuf à dix litres de liquide ayant les caractères ordinaires de l'affection

Pronostic réservé. Traitement diurétique, laxatif et reconstituant. Repos au lit ; sangle abdominale.

La sécrétion urinaire se ralentit les jours suivants ; les urines sont légèrement albumineuses ; les membres inférieurs sont œdematiés.

L'état général ne s'améliore pas. L'ascite augmente rapidement, aussi le 20 mars sommes-nous obligés de pratiquer une nouvelle paracentèse abdominale. Comme la première fois, cette opération est pratiquée au lieu d'élection, du côté gauche. La première tentative donne une « ponction blanche ». Des adhérences péritonéales se sont formées depuis notre première tentative ; on sent, du reste, à la palpation de l'abdomen, les « gâteaux » caractéristiques.

Deuxième tentative quelques minutes après ; issue de trois à quatre litres environ de liquide, cependant que le malade a des nausées, un affaiblissement des bruits du cœur, un pouls mauvais.

Nous décidons, mon confrère D... et moi, d'arrêter immédiatement l'opération. L'ascite a peu diminué ; le ventre reste dur, gonflé, mat.

Le pronostic devient sombre. A droite, à la base, le poumon présente, à la percussion, une zone de matité nette ; à l'auscultation il existe une absence complète des bruits respiratoires.

Nous décidons de pratiquer immédiatement des injections massives de Paratoxine du Professeur Lemoine, de Lille.

31 *mars* 1908 : 1re injection, une ampoule. L'injection est pratiquée dans la région postérieure gauche du thorax.

Du 31 *mars au* 14 *avril :* une injection d'une ampoule chaque jour. Ces injections sont faites dans le tissu musculaire des fesses, à droite et à gauche, alternativement avec une aiguille de 5 à 6 centimètres. Au cours de ces injections pas de douleur. Jamais d'abcès.

Une amélioration légère se produit. Nous décidons d'agir d'une façon plus intensive.

Du 22 *avril au* 8 *mai :* une injection de 2 *ampoules* chaque jour.

A cette dernière date l'ascite n'a pas augmenté ; elle diminue lentement, ainsi que le prouvent les mensurations du ventre, effectuées chaque jour, le nombril étant choisi comme point de repère. Le périmètre abdominal a dépassé 98 centimètres.

Du 16 *mai au* 31 *mai :* une injection de 2 ampoules par jour.

Etat général meilleur ; le malade engraisse ; respire mie x ; les signes stéthoscopiques du poumon droit persistent, mais le périmètre abdominal n'atteint plus que 87 centimètres. Port d'une ceinture ventrière et révulsion, au moyen de pointes de feu, de la région sous-scapulaire droite.

Du 9 *juin au* 25 *juin :* une injection de 2 ampoules chaque jour.

Amélioration des plus notables ; l'ascite a disparu et les vêtements du malade sont beaucoup trop amples pour lui.

Du 7 *juillet au* 26 *juillet :* une injection de 2 ampoules chaque jour.

L'amélioration se poursuit activement.

Du 8 *août au* 22 *août :* même traitement. ·

Du 2 *septembre au* 17 *septembre :* même traitement.

Depuis le 31 mars 1908, le malade absorbe, *par voie buccale,* 3 pilules de paratoxine par jour ; il se repose huit jours et recommence.

Les résultats de ce traitement ont été des plus remarquables. Plus d'ascite, engraissement très notable, « faciès » meilleur, appétit revenu, fonctions générales normales, sauf le poumon droit, dans lequel persiste encore une obscurité respiratoire, avec une expiration prolongée mais sans craquements ni râles ; le malade n'a jamais toussé.

Nous supprimons les injections, mais nous conseillons, jusqu'à guérison complète, l'emploi des pilules de Paratoxine.

Nous considérons le malade en excellente voie de guérison. Le résultat définitif est absolument certain ; l'amélioration rapide et considérable que nous avons déjà obtenue est le garant du rétablissement total prochain.

A la fin d'octobre 1908, le malade se présentait à notre consultation. Les symptômes pathologiques s'atténuent considérablement. Nous conseillons l'emploi de la Paratoxine en pilules.

CHAPITRE IV

ACTION DE LA PARATOXINE SUR LE LUPUS

La paratoxine exerce sur les tuberculoses cutanées et particulièrement sur le lupus une cicatrisation énergique ; nous n'avons
malheureusement qu'un nombre très restreint d'observations.

Le docteur Valentin a publié dans la *Revue de Laryngologie* de
Bordeaux la relation d'un cas de lupus des fosses nasales dont la
guérison a été obtenue par les pulvérisations de paratoxine beaucoup plus rapidement qu'avec les méthodes courantes. La lecture
de cette observation se passera de tout commentaire et sera suffisamment édifiante.

Louis D..., quarante ans, d'aspect bien portant, mais qui se plaint d'écoulement
purulent par la narine droite et d'obstruction partielle du nez du même côté.

Père âgé de soixante-trois ans, mère âgée de soixante ans, tous deux bien por-
tants. Il y a cinq ans, il a perdu sa femme de tuberculose pulmonaire. Deux enfants :
l'un mort de méningite, à l'âge de cinq mois ; l'autre bien portant, treize ans.

Le seul de sa famille ayant eu affection du nez.

Louis D..., a joui d'une santé parfaite jusqu'en 1901, époque à laquelle il a fait un
mal de Pott soigné par l'immobilisation dans un appareil plâtré et guéri un an plus
tard. N'a jamais présenté de lésion pulmonaire.

Les premiers symptômes de lupus du nez remontent au début de 1906. Le malade
est vu par mon collègue le docteur D..., de C... L'obstruction nasale à ce moment
est complète à droite et il y a un écoulement purulent de ce côté. Le 14 *août* 1906,
mon collègue, après anesthésie locale, lui fait un curettage de la fosse nasale, suivi
de cautérisations galvaniques. Deux autres séances de cautérisations galvaniques
pendant la seconde quinzaine d'août. A la suite de ces interventions, la respiration
nasale est rétablie à droite, mais le malade continue à moucher des mucosités puru-
lentes comme auparavant. Quelque temps après, les deux oreilles se mettent à couler.

Je vois le malade, pour la première fois, à ma consultation, le 15 *mars* 1907.

L'examen me révèle un lupus du nez type : forme ulcéreuse. Tout le cornet inférieur est ulcéré, ainsi que le bord libre du cornet moyen. Quelques nodules lupiques
sur le cornet moyen. La cloison est ulcérée à sa partie antérieure sur la surface
d'une pièce de cinquante centimes. Le côté gauche est absolument sain. Otite
moyenne purulente des deux côtés avec lésions identiques. Plus de tympan, sauf
à la partie supérieure. Les osselets ne sont pas nécrosés. Fond de caisse granuleux.
Pus peu abondant, très adhérent aux parois, de couleur foncée, rappelant l'aspect des
mucosités nasales.

A la date de ce jour, je fais une application d'acide lactique au dixième dans le
nez. Je prescris des lavages quotidiens du nez avec de l'eau phénolysalée à 5 o/oo.
Lavages bi-quotidiens des oreilles avec la même solution, suivis d'instillations de gly-
cérine phéniquée au trentième. A l'intérieur, huile de foie de morue et phosphite de
créosote. Repos. Suralimentation.

Je préviens le malade qu'il porte une affection tuberculeuse du nez et que le traitement exigera des consultations fréquentes dans mon cabinet. Celui-ci, peu fortuné et ayant sept kilomètres à faire à pied pour gagner la gare la plus proche, n'est venu que rarement. Je l'ai revu aux dates suivantes : 29 *mars* ; 19 *avril* ; 16 *mai* ; 16 *septembre* ; 21 *octobre* et 30 *novembre*.

A chaque visite, applications d'acide lactique à 50 %. L'état reste à peu près stationnaire jusqu'au 30 *novembre*.

A cette date, je trouve l'ulcération du septum plus étendue, plus profonde. Une perforation se prépare. La cloison, en cet endroit, est extrêmement mince et laisse filtrer très bien la lumière du miroir de Clar à travers son épaisseur. Le malade est prévenu que sa cloison va se perforer et que l'esthétique de son nez est compromise. Il promet de venir me voir plus souvent et je lui fais séance tenante, après anesthésie à la cocaïne, une application de tampons imbibés d'acide lactique pur sur tous les endroits ulcérés. Je laisse les tampons en place dix minutes.

Je recommence les mêmes pansements les 7, 14, 21, et 8 *décembre* 1907, et 24 *janvier* 1908.

A cette dernière date, les ulcérations ont meilleur aspect mais sont aussi importantes comme étendue ; les sécrétions nasales sont muco-purulentes. Je recommande alors au malade de faire cinq ou six fois par jour des pulvérisations de Paratoxine dans la fosse nasale.

Le 8 *février* 1908, je revois le malade. Les *ulcérations sont toutes cicatrisées*. Sur la cloison, un tissu cicatriciel blanchâtre marque l'endroit où se trouvait l'ulcération. Seuls persistent, comme lésion, quelques nodules lupiques sur le cornet moyen.

Le 14 *mars*, la guérison est complète.

La conclusion à tirer de cette observation est que la paratoxine a une influence très nette, très marquée sur les lésions lupiques des fosses nasales. Assurément le malade qui est l'objet de cette observation avait bénéficié des traitements antérieurs : curettage des parties malades, cautérisations galvaniques et applications d'acide lactique. Mais, à la date du 4 janvier, les ulcérations lupiques avaient été peu influencées par le traitement habituel, et trente-deux jours plus tard, sans autre traitement que les pulvérisations de paratoxine, j'ai trouvé les ulcérations cicatrisées. Est-ce à dire que l'on doit employer uniquement les pulvérisations de paratoxine ? Assurément non. Ce n'est pas trop, dans le lupus des fosses nasales, de se se servir de toutes les armes dont nous disposons contre cette longue et pénible maladie, mais je suis persuadé qu'en adjoignant au traitement ordinaire des pulvérisations de paratoxine nous hâterons considérablement la marche vers la guérison.

J'ai suivi avec le docteur Caudron une observation de lupus du nez, de la face et de la voûte palatine que la paratoxine a complètement guéri.

Il s'agit d'une personne lymphatique de 28 ans, qui s'est présentée il y a un an à la consultation du Professeur Gaudier. Elle portait alors un lupus du nez à marche envahissante. Cette malade était déjà en traitement depuis six mois, on lui fit des cautérisations au thermocautère qui la firent souffrir horriblement, puis des applications d'acide lactique, de nitrate d'argent, d'acide chromique, etc.

Le professeur Gaudier résolut de lui faire suivre le traitement par la paratoxine et l'autorisa à se faire soigner au bureau de bienfaisance de la rue Gantois du Dr Caudron. La malade fut mise aussitôt au traitement suivant : vaporisations de paratoxine sur la face et la voûte palatine ; injection sous-cutanée de 2 cc. de paratoxine deux fois par semaine, rien d'autre.

Le traitement a duré un an.

Sous l'influence de cette médication les lésions cutanées ont progressivement retrocédé, le lupus dans sa marche envahissante a gagné la lèvre supérieure tout entière, une partie de la face et l'angle interne de l'œil (sans atteinte du globe oculaire).

La voûte palatine, la luette, les piliers de l'amygdale ont été atteints tour à tour.

Actuellement la malade est parfaitement guérie, elle présente à la place des lésions lupiques un tégument blanchâtre, non luisant, non douloureux.

Elle a augmenté de huit livres, son état général est excellent, elle mange d'excellent appétit et n'a jamais cessé son métier de couturière.

Cette malade qui souffrait physiquement de son lupus et moralement au point qu'elle n'osait ni sortir ni se regarder dans la glace, sort tous les jours et a repris sa vie normale, enchantée de cette médication qui l'a guérie et ne l'a jamais fait souffrir.

La voûte palatine, la luette, les piliers ont repris leur aspect presque normal, la malade mange sans aucun ennui, elle est parfaitement guérie. Depuis deux mois il n'y a pas trace de récidive.

:: :: PARIS :: ::
Imp. de Vaugirard
13, Impasse Ronsin
H.-L. Motti, dir.

9 782019 941598